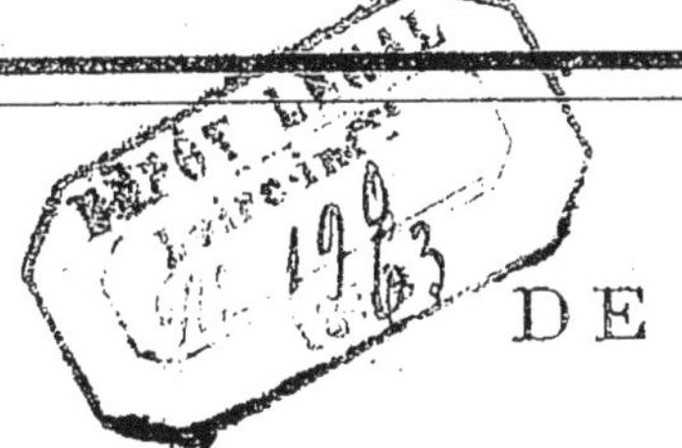

DE
LA MÉDECINE MORALE

DANS

LE TRAITEMENT DES

MALADIES NERVEUSES

PAR

A^tde^ PADIOLEAU,

Docteur en Médecine de la Faculté de Paris,
Lauréat de l'Académie Impériale de Médecine et des Sociétés Médicales de Tours et de Lyon,
Membre de plusieurs Sociétés savantes.

OUVRAGE COURONNÉ PAR L'ACADÉMIE IMPÉRIALE DE MÉDECINE.

PARIS.
GERMER BAILLIÈRE, LIBRAIRE-ÉDITEUR,
17, RUE DE L'ÉCOLE-DE-MÉDECINE.
LONDRES, H. BAILLIÈRE, 219, REGENT-STREET.
NEW-YORK, H. BAILLIÈRE.

1864.

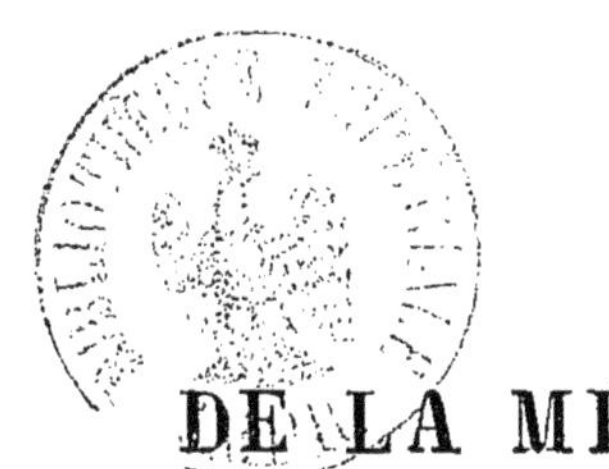

DE LA MÉDECINE MORALE

DANS LE

TRAITEMENT DES MALADIES NERVEUSES.

NANTES, IMPRIMERIE DE VINCENT FOREST ET ÉMILE GRIMAUD,
Place du Commerce, 1.

DE
LA MÉDECINE MORALE
DANS
LE TRAITEMENT DES
MALADIES NERVEUSES

PAR

A[tde] PADIOLEAU,
·teur en Médecine de la Faculté de Paris,
· Impériale de Médecine et des Sociétés Médicales de Tour
et de Lyon,
·bre de plusieurs Sociétés savantes.

·ACADÉMIE IMPÉRIALE DE MÉDECINE.

·DITEUR,

·T.

AVANT-PROPOS.

J'ai longtemps hésité avant de livrer ce travail à l'impression, mais comme il a nécessité un assez grand nombre de recherches, j'ai cru convenable d'en faire profiter ceux de mes confrères qui ont quelque goût pour de semblables études. Heureux si, *comme les abeilles qui pillottent de ça, de là, les fleurs, qui en font, après, le miel qui est tout leur,* j'avais pu, en puisant dans les différents auteurs, réussir à m'assimiler leurs pensées et leurs images sans leur faire perdre rien de leur force et de leur élévation.

Je donne, à quelques modifications près, ce mémoire tel qu'il a été présenté au jugement de l'Académie, n'ayant eu connaissance, que trop tard, du rapport de la commission académique, pour en faire mon profit, mais que, du reste, je crois de mon devoir de reproduire ici :

« Le rôle du médecin ne consiste pas toujours à opposer au mal qu'il veut combattre les agents de la matière médicale; il est peu de maladies où, par de bonnes paroles, par des encouragements, il ne contribue, sinon à guérir, tout au moins à calmer et à consoler. Lorsque la maladie revêt certains caractères, lorsque le malade est atteint d'une de ces affections nerveuses contre lesquelles les ressources de l'art paraissent trop souvent impuissantes, le médecin sent la nécessité de recourir à de nouveaux moyens, de s'emparer en quelque sorte de son malade, de lui créer une nouvelle existence, de régler et d'ordonner ses travaux, ses lectures, jusqu'à ses jeux; de le placer, pour modifier la direction de ses pensées, dans un autre milieu, de mettre sous ses yeux de nouveaux spectacles. Il est d'autres formes du mal où le médecin doit agir par la sévérité, par la contradiction, par l'intimidation, par l'isolement.

» S'aidant ainsi de tout ce qui peut agir sur les dispositions morales du malade, un médecin habile, en appropriant judicieusement au mal qu'il veut combattre les ressources nouvelles, se trouve ainsi en possession d'une véritable méthode de traitement. Tracer les indications de cette méthode thérapeutique, et en apprécier les résultats, tel était le sujet de prix proposé par l'Académie.

» Les dix mémoires soumis au jugement de l'Académie ont été l'objet d'un examen approfondi, et bien que quelques-uns d'entre eux se distinguent par des mérites réels, on peut cependant leur adresser le reproche de n'être pas restés assez pratiques, et de n'avoir pas suffisamment résisté aux entraînements métaphysiques; aussi l'Académie a-t-elle décidé qu'elle ne décernerait pas le prix.

» Parmi les mémoires, il en est cinq cependant que la

commission, par l'organe de son rapporteur, M. Beau, a jugés dignes de fixer l'attention de l'Académie, ce sont les mémoires inscrits sous les Nos 4, 2, 8, 6 et 10.

» L'auteur du mémoire inscrit sous le N° 4, étudie d'abord l'homme comme être psychologique, passe ensuite à l'étude des lois du système nerveux dans l'état physiologique, consacre quelques développements à l'examen de la force vitale, et aborde son véritable sujet dans le sixième chapitre de son travail. Il étudie alors la part de la médecine morale sur les maladies nerveuses à forme aiguë, et sur les maladies nerveuses chroniques, telles que la folie, l'épilepsie, la chorée, la catalepsie, l'hystérie, l'hypochondrie. La partie clinique de ce travail est convenablement traitée et appuyée sur un grand nombre d'observations empruntées aux ouvrages sur la matière, ou tirées de l'observation personnelle de l'auteur. L'auteur de ce mémoire est M. le docteur Padioleau, médecin à Nantes. Sur la proposition de la commission, l'Académie lui accorde une récompense de 1,000 francs........»

Si l'Académie nous a reproché notre entraînement vers les questions métaphysiques, d'autres nous blâmeront peut-être de notre réserve relativement à la question des miracles. Mais que l'on me permette ici une explication franche et loyale : — En se réservant l'empire des vérités essentielles, Dieu a livré les autres à notre raison pour exercer son activité et servir de pâture à cette vaine curiosité qui nous tourmente. Or, l'interprétation d'une guérison subite, en tant qu'il ne s'agit que *de maladies nerveuses*, me semble entièrement du domaine de notre raison, et chacun est libre d'admettre ou de rejeter comme miraculeux un fait qui ne touche en rien à la foi catholique pour laquelle je confesse ouvertement ici le respect le plus profond et la soumission la plus absolue. Aussi suis-je prêt à rétracter toute expression qui ne serait pas conforme aux vérités qu'elle enseigne.

Comment, en effet, ne pas se soumettre avec respect et bonheur à l'autorité de l'Église qui ne change pas parce qu'elle est d'institution divine. — Ce qui change chaque jour, au contraire, c'est la philosophie, parce qu'elle est fille du simple génie de l'homme. Et c'est précisément parce que la Religion est la fille de notre Père qui est aux cieux, qu'elle n'a nullement besoin de nouveaux prodiges et qu'elle réprouve tous les miracles qui ne sont pas parfaitement constatés. Aussi Benoît XIV, dans le but d'aider à découvrir les erreurs qu'une pieuse crédulité pourrait autoriser, a-t-il donné, dans son grand ouvrage sur les béatifications et les canonisations, des règles très-judicieuses concernant les guérisons miraculeuses : « *Car*, dit cet éminent Pontife, *tous les prodiges, quoique véritables, n'offrent pas néanmoins à l'esprit humain les mêmes caractères de puissance et de merveilleux.* » Et voilà pourquoi la Congrégation des Rites a toujours appelé à l'examen des faits miraculeux les chirurgiens et les médecins les plus habiles et les plus intègres, comme contradicteurs légitimes.

DE LA PART

DE LA

MÉDECINE MORALE

DANS LE

TRAITEMENT DES MALADIES NERVEUSES [1].

> L'office d'un Médecin s'étend également à purifier l'âme et le corps; car négliger celle-ci, c'est s'exposer à de graves périls.
>
> (PLATON, *in Crasillo.*)
>
> Ce n'est pas le corps seulement qui, par une bonne constitution, fortifie l'âme, mais c'est l'âme bien réglée qui, par son autorité, maintient le corps en parfaite santé.
>
> (*Id*, *De Republicâ.*)

CHAPITRE PREMIER.

Examen de la question. — L'Académie n'admet pas le matérialisme en médecine : elle reconnaît dans l'homme la coexistence de deux ordres de phénomènes tout à fait distincts.

§ 1er. C'est, sans doute, une belle et grande question que celle de la médecine morale dans le traitement des maladies

[1] Ce mémoire en réponse à cette question proposée par l'Académie impériale de Médecine : *Déterminer la part de la Médecine morale dans le traitement des maladies nerveuses*, a reçu une récompense de 1,000 fr., dans la Séance annuelle du 9 décembre 1862.

nerveuses, puisqu'elle embrasse tout à la fois la physiologie, la thérapeutique et la psychologie. Ces sciences, en effet, s'allient entre elles par de mutuelles affinités, et nul ne saurait être un médecin complet, s'il ne réunit la force pensante du philosophe à l'attentive patience de l'observateur.

Tel était le principe de Stahl qui nous dit que l'étude de la médecine devrait toujours commencer par celle du cœur humain, et tel était, au reste, le cachet de la médecine antique personnifiée dans les ouvrages d'Hippocrate, de Galien, développée par les Fernel, les Duret, les Baillou, par Bordeu qui appartient peut être plus à Paris qu'à Montpellier, et rajeunie, dans ces derniers temps, par Corvisart, Laënnec, Récamier, Andral et tant d'autres qui n'ont pas cru devoir faire dater la médecine de nos jours seulement, et qui ont écrit, au frontispice de leurs ouvrages, cet axiome si juste de Baglivi : *Medicina non est humani ingenii partus, sed temporis filia*.

Honneur donc à ces médecins distingués dont la mission scientifique et spéciale semble avoir été de rouvrir à la jeunesse médicale les livres anciens qui lui avaient été en quelque sorte fermés, pour l'initier aux vérités primitives et traditionnelles, sans toutefois négliger de lui faire suivre les évolutions des découvertes modernes de la science; car ils ont parfaitement compris que l'esprit de l'homme marche au hasard quand le vague des opinions le conduit.

Lorsque remontant, en effet, aux premiers temps de l'art médical, nous suivons son évolution successive à travers les théories qui ont tour à tour régné dans la science, ce qui nous frappe, au premier abord, c'est surtout le défaut d'idées positives sur la valeur réelle d'un grand nombre d'agents curatifs.

Dans cette longue carrière, où chaque homme de génie cherche à découvrir la vérité, ou ambitionne l'honneur d'imposer ses opinions à la postérité, que de contradictions dans les différentes méthodes thérapeutiques déduites d'une fausse interprétation des lois de la vie! Que d'incohérence dans les différents systèmes qui se sont succédé, qu'ils fussent sous l'influence du vitalisme, de l'humorisme ou du solidisme, ces trois grandes idées mères qui dominent la science médicale à toutes les époques!

C'est que, suivant la remarque de Burker, « nos idées en médecine sont sujettes aux mêmes changements que notre philosophie, mais enfin nous reprenons toujours les anciennes que nous avions quittées. »

Multa renascentur quœ jàm cecidere, cadentque.

Mais, disons-le de suite, c'est toujours sous l'égide de cette doctrine philosophique et religieuse qui a été de tout temps celle des grands praticiens, qu'ont marché les hommes illustres à qui la médecine doit ses progrès les plus sérieux. Sans doute, à chaque époque, le vitalisme hippocratique a été en butte aux attaques les plus passionnées; mais loin de l'obscurcir, ces attaques n'ont fait que rehausser l'éclat de cette saine doctrine qui semble vouloir triompher encore aujourd'hui.

La philosophie du dix-huitième siècle qui apparut, dans son enseignement, comme destructive des fondements indispensables à tout ordre social, exerça sur la médecine elle-même, nous le savons, sa funeste influence, car l'esprit philosophique pénétrait alors de toutes parts; il entrait dans toutes les têtes et jusque dans le cœur de ceux mêmes qui s'en croyaient le moins entachés. Cette philosophie qui, comme un génie malfaisant, avait trouvé je ne sais quelle triste satisfaction à se détourner volontairement des horizons infinis vers lesquels la religion dirige les hautes ambitions de l'homme, eut pour résultat de matérialiser la médecine; et, aujourd'hui même encore, dédaignant cette haute philosophie médicale, sans laquelle, suivant la remarque du professeur Bouillaud, il n'y a pas de médecine possible, le plus grand nombre des médecins repousse les questions de doctrine dans la crainte d'aborder les spéculations élevées, comme si on redoutait, en s'engageant sur ce terrain, je ne sais quelle influence mystérieuse. Sans doute, on ne veut plus professer les abjectes doctrines du matérialisme, car « le matérialisme, dit M. E. Saisset, n'a de prise aujourd'hui que sur les âmes basses et les esprits obtus; le siècle a adopté avec transport une philosophie plus noble : il demande, il implore la foi, il est avide de Dieu. » Mais la peur n'est peut-être pas moins grande de paraître accepter en médecine une solidarité trop intime, trop immédiate avec le spiritualisme, et c'est ainsi que certains médecins, franchement spiritualistes en philosophie, deviennent organiciens et matérialistes en médecine.

Ne serait-ce pas, au reste, une nécessité de cette progression d'idées, de raisonnements que rien ne peut suspendre, et que l'on nomme la marche de la civilisation? Car si notre siècle doit être justement fier de cette marche ascendante et rapidement progressive des sciences physiques, lui est-il permis de l'être autant de la marche des sciences morales?

Cultivées par un grand nombre d'esprits distingués, embrassant toute la sphère des réalités qui nous entourent, les sciences physiques ont créé autour de nous, il est vrai, un monde de merveilles, mais dans leurs applications exagérées à la science de l'homme, elles ont dénaturé plutôt qu'elles n'ont fait comprendre la vie. Et telle est la puissance de cet esprit philosophique qui ne permet pas aux idées humaines de rester à la même place, soit qu'elles doivent avancer ou s'égarer, que nos précepteurs, nos maîtres, nos pères ont, depuis quelques années, consacré ce divorce des sciences physiques et morales. On dirait qu'ils ont voulu que l'esprit s'exerçât, à l'avenir, sur la matière et non plus sur lui-même, pensant sans doute, ainsi que le dit M. Villemain, que notre intelligence agrandie devait se diviser, comme un empire trop vaste se sépare en royaumes indépendants.

Sans doute, ainsi que l'avait remarqué Bichat, notre supériorité dans tel art ou dans telle science, se mesure presque toujours par notre infériorité dans les autres; néanmoins depuis que l'utilité des notions scientifiques est universellement sentie, et que chacun cherche avec empressement ce qui peut le familiariser avec un tel ordre de connaissances, on oublie, ou plutôt on dédaigne trop cette science sublime qui a pour objet notre cœur, et dont les instruments sont la morale, la religion et la philosophie.

Dans nos hôpitaux, la connaissance du siége de la maladie ou des lésions organiques dominant toute la médecine, c'est sur le cadavre qu'on apprend la science du diagnostic qui devient ainsi une œuvre de la main et de l'oreille, plutôt que de l'esprit et de l'intuition intellectuelle, et l'on ne pense pas, une seule fois, à recourir à l'observation des phénomènes moraux, pour trouver la clef de certains désordres initiaux qui sont souvent les seules causes de cette longue succession de congestions transmises, et sur lesquelles on appelle exclusivement l'attention du médecin.

« Ce que nous apprennent nos sens doit nous suffire, et nous suffit, en effet, disait un professeur célèbre. (Rostan, *Cours de cliniq. médic.*). Hors les sens, il n'y a plus que conjecture et conséquemment qu'incertitude. Pourquoi donc, si nous n'avons que ces moyens de nous instruire, vouloir sans cesse en employer d'autres qui ne sont propres qu'à nous égarer ? »

Voilà l'organicisme moderne qui conduit directement au matérialisme médical, car la médecine se matérialise en devenant trop anatomique.

Et pourtant, suivant la remarque judicieuse de Broussais, « quand on nous montre des altérations de texture à l'ouverture d'un cadavre, que nous sert-il de savoir que cette altération est d'une ligne ou deux, si on ne nous apprend pas de quelle nature est cette lésion, dans quels rapports elle se trouve avec l'action des modificateurs de l'homme et les organes sains? »

Ne soyons donc pas surpris si, tandis que les mathématiques, la physique, la chimie ont leurs lois, leurs procédés, leurs principes assurés, la médecine n'offre point dans l'histoire un progrès continu.

« Dans les travaux médicaux accomplis depuis Hippocrate, tout est aberration : c'est la nature qui fait tout, la nature qu'il faut suivre et à laquelle il faut obéir; la thérapeutique classique n'est qu'un ramassis de ce que les théories de tous les temps ont produit de plus absurde et de plus contradictoire, » disait dernièrement du haut de la tribune académique M. le professeur Malgaigne.

Sans devenir complice de ce dur et peut-être capricieux anathème contre certaines découvertes si vantées de nos jours, il est sans doute permis de n'accepter que sous bénéfice d'inventaire cette foule de théories décevantes proclamées aujourd'hui comme des vérités et rejetées demain comme autant d'erreurs, et d'avoir sans cesse présentes à l'esprit ces paroles si judicieuses de Dehaënn :

« *Homonciones nos! colligimus, legesque condimus ex iisdem, dùm interim nos sæpè in observatis vel unicum lateat ex quo vera rerum dependeat notities.* »

Suivons un peu les maîtres de la science. A mesure qu'ils avancent dans la carrière médicale, un secret sentiment d'inquiétude perce à travers la constance de leurs idées, de leurs systèmes, de leurs théories, et ils deviennent tristes après leur explication, comme si elle ne les satisfaisait pas eux-mêmes.

Aussi dans la vie du médecin il est un période où, détrompé des illusions dont il s'était nourri au début de sa carrière, perdant l'enthousiasme avec la jeunesse, ne se piquant plus de désirs, ni d'arguments, ni d'apparences, il arrive à connaître les limites de l'esprit et de la puissance humaine.

« On voit bien que vous n'avez jamais essayé de ne rien faire, disait le professeur Magendie à ceux de ses internes qui prenaient sur eux de pratiquer des saignées, d'administrer quelques médicaments. »

Hommage le plus éclatant rendu à cette puissance vitale que, par une singulière contradiction, il combattait sans cesse dans ses cours.

« Quand je suis sorti de l'Université, disait aussi lui le docteur Gregory, je connaissais vingt remèdes pour chaque maladie; maintenant que j'ai vécu, il y a plus de vingt maladies pour lesquelles je ne connais pas un remède. »

« Causant un jour avec l'un de nos plus célèbres médecins, raconte Georget, sur la certitude des bons effets des médicaments, il ne craignit pas de m'avouer que, dans son opinion, supprimer entièrement les officines pharmaceutiques, serait rendre un grand service à l'homme malade, et que, pour quelques cas où les médicaments énergiques sont utiles, dans le plus grand nombre ils font beaucoup plus de mal que de bien. Enfin, me dit-il, le médecin éclairé doit considérer les pharmacies comme des réservoirs de *moyens moraux* dont il se servira sagement, et que sans doute un jour l'on remplacera par les seuls moyens avoués par la raison, et une expérience dégagée de routine et de préjugés; mais ce temps est encore éloigné : les erreurs s'établissent en un jour et pèsent des siècles sur notre pauvre espèce. C'est que l'ignorance est le partage du plus grand nombre, et les lumières l'apanage de quelques-uns. »

Et pourtant, à voir les découvertes qui se font chaque jour, l'arcane immense des remèdes semblerait promettre l'immortalité, ou du moins une sûre guérison de chaque maladie; mais, hélas! il en est d'eux comme de la société où l'on reçoit quantité d'offres de services et réellement point de services. Ainsi, dans cette foule de remèdes tant vantés, dans cette polypharmacie si variée, trouvons-nous peu de véritables amis.

Eh bien! osons le dire ici, de semblables déceptions sont réservées à cette doctrine matérialiste qui inspire les travaux médicaux, et qui veut à tout prix trouver à un état abstrait comme la maladie une cause matérielle. L'erreur consiste à prendre dans une maladie les lésions des organes pour les causes, ou tel symptôme d'une affection comme l'élément générateur de tous les autres. Les hommes, nous ne le savons que trop, prennent souvent l'erreur pour la vérité. Serait-ce parce que chaque faculté de l'esprit et du cœur a sa fausse image, que la froideur ressemble à la vertu, le raisonner à la raison, le vide à la profondeur, ou serait-ce parce qu'une erreur souvent répétée se glisse insensiblement dans l'esprit de son auteur et finit par le dominer tout entier? On le croirait sans peine, quand on a vu persister si longtemps le règne de l'inflammation et de la gastrite.

Mais grâces soient rendues à l'Académie! Depuis quelques années, une ère nouvelle semble s'ouvrir pour la médecine sous l'impulsion des hommes les plus éminents. Institué pour sauvegarder les vérités médicales, ce corps illustre qui est comme un phare lumineux au milieu des désordres des systèmes et des théories plus ou moins subversives, a senti le besoin de faire de temps en temps le bilan de nos connaissances acquises, et la nécessité d'une sage et lumineuse critique à l'égard des faits qu'il s'agit d'admettre sur la foi d'autrui. Repoussant cet organicisme grossier, incapable de s'élever aux causes supérieures qui donnent la vraie science des maladies et le secret de la vraie thérapeutique, elle a voulu, par une de ces hautes questions philosophiques, s'élever contre cette science sophistique qui se donne pour but de battre en brèche la tradition chrétienne, seule source pourtant d'où découlent les vérités les mieux établies.

La grandeur du sujet nous a séduit. Il est si pénible de voir des hommes de talent employer les principes de la physique à renverser ceux de la morale! Sans doute nous ne nous sommes point dissimulé les écueils d'un pareil travail, puisque, comme le disait Reveillé Parise, « du moment où vous aurez manifesté votre prédilection pour de semblables études, vous passerez pour un rêveur, pour un esprit livré à de chimériques abstractions, incapable d'applications pratiques. »

« Les observateurs terre à terre, ajoutait ce savant et spirituel médecin, les disciples de cette école étroite et fataliste, qui ne reconnaissent que le fait matériel et isolé, le fait brut, ne manqueront guère d'appuyer sur ce reproche. » Peut-être même nous accusera-t-on de ne pas croire à la médecine, comme on en accusa jadis le célèbre Barthez qui répondit avec tant d'à-propos : « Vous avez raison, s'il s'agit de la vôtre. »

Néanmoins, sans autre titre qu'un vif amour de la vérité, nous n'avons pas hésité à répondre à l'appel de l'Académie et à consacrer nos faibles efforts à cet important sujet, soutenu par ces paroles si judicieuses de Bichat : « On dit que la pratique de la médecine est rebutante ; je dis plus, elle n'est pas, sous certains rapports, celle d'un homme raisonnable, quand on en puise les principes dans la plupart de nos matières médicales. »

Cependant, soyons juste. Quelques esprits supérieurs et indépendants ont osé se soustraire à cette influence dominatrice, et le beau traité de thérapeutique et de matière médidicale des docteurs Trousseau et Pidoux a jeté les fondements de la vraie science médicale.

Il y a loin des idées du docteur Pidoux à cette psychologie étroite et mécanique de Cabanis et de Broussais, qui niant, en quelque sorte, l'élément moral et spirituel, aboutissait, en définitive, au matérialisme. Pour eux, l'homme physique est l'homme tout entier. La sensibilité n'est qu'un produit nerveux, la passion un acte viscéral, l'intelligence une sécrétion cérébrale, la vie une propriété générale de la matière vivante. (Broussais, *De l'irritation et de la folie.*)

Quand on médite sérieusement les ouvrages de ces deux médecins si haut placés, on dirait vraiment que l'intelligence de l'homme ne suffit à considérer qu'une face des faits seulement, qu'une portion, qu'un seul côté; et c'est au moyen d'un fait ainsi mutilé qu'elle cherche à se rendre raison de tous les faits, et à porter dans l'esprit humain une lumière incomplète, et, par conséquent, insuffisante.

Eh quoi! parce qu'il y a dans les corps vivants, de la chimie, de la physique et une mécanique très-compliquée, nous nous refuserions à reconnaître dans l'homme des phénomènes moraux et spirituels dont l'analyse et l'étude exigent l'intervention des sciences psychologiques? L'esprit de l'homme serait-il donc trop borné pour concevoir une synthèse scientifique et positive de la médecine?

Êtres finis et libres, c'est-à-dire incomplets et faibles, l'unité nous échappe et nous lui échappons incessamment. Esprit et matière en même temps, comme le dit M. Guizot, l'homme distingue essentiellement l'âme de la matière; mais, par le fait de sa nature même, il ne se forme de l'âme que des idées matérielles : voilà pourquoi il l'appelle *un souffle, un éther, un feu*. Puis, au même moment, jeté dans la confusion contraire, il porte le spiritualisme dans le monde matériel, il prête une âme aux choses; c'est ainsi que nos devanciers plaçaient des *naïades* aux fontaines pour faire couler les eaux, et des *dryades* aux chênes pour les faire croître. Ainsi, tout en rejetant le principe de la dualité humaine, Cabanis reconnaissait que les organes de la vie de nutrition accomplissent leurs fonctions au moyen de *forces mystérieuses* et *infatigables*, qui sont, en quelque sorte, autant de *moi partiels, répondant aux archées de Vanhelmont*, et aux fonctions locales de l'âme de Stahl.

Que s'est donc proposé l'Académie de Médecine en appelant notre attention sur l'influence de la médecine morale dans le traitement des maladies nerveuses? Elle s'est proposé, si j'ai bien compris son intention, de rappeler aux médecins, qui peut-être l'avaient trop oublié, que dans l'étude de l'homme malade, ils ne doivent jamais perdre de vue la coexistence de deux ordres de phénomènes tout à fait distincts, ni, par conséquent, confondre l'être psychologique avec l'être physiologique et physique; qu'ainsi, dans la pratique médicale, toute doctrine, toute théorie qui compte pour rien ou pour peu de chose la vie morale et intellectuelle de l'homme est incomplète et insuffisante. Vérité incontestable qui semble ignorée de ces physiologistes qui n'ont pas reculé devant cette définition d'un être intelligent et libre : « L'homme est le premier des mammifères; » et le médecin, par conséquent, le premier des vétérinaires. Or, comme le disait Pascal, il est dangereux de trop faire voir à l'homme combien il est égal aux bêtes, sans lui montrer sa grandeur.

Quant à nous, attachant, avec l'Académie, une plus grande valeur à l'élément psychologique qui domine tout l'homme, au travail moral et intellectuel auquel il est soumis, à l'influence du milieu social au sein duquel il vit, nous n'adopterons pas une semblable définition, pas plus que celle de l'âme que nous trouvons dans un ouvrage récent : « Ame, terme qui, en biologie, exprime, considéré anatomiquement, l'ensemble des fonctions du cerveau et de la moëlle épinière, et considéré physiologiquement, l'ensemble des fonctions de la sensibilité, c'est-à-dire de la perception. » (Dictionnaire de Nysten, revu par MM. Littré et Robin).

Cette définition proposée par des hommes haut placés à la jeunesse médicale, ayant reçu des interprétations bien éloignées, nous voulons le croire, de l'esprit de leurs auteurs, nous croyons devoir nous arrêter un instant sur les preuves de la spiritualité de l'âme.

§ 2. *Psychologie de l'homme.*

L'homme, cet être plus faible qu'une grande partie des animaux, dont la petite masse corporelle soumise aux lois de la pesanteur, ne peut se détacher de la terre, mais dont la pensée arpente les cieux, mesure la distance des astres; cet être pour qui ont été lancées dans l'espace des myriades de globes lumineux régis dans leurs mouvements par des lois immuables, d'où vient-il? Où va-t-il, lui le plus excellent et le plus noble de tous les êtres; lui qui, par son intelligence, est devenu l'image de Dieu, comme il est, par son corps, une des œuvres les plus admirables de la Divinité? Ne descend-il dans cet arène de lutte et de souffrances que pour s'y exercer et s'y développer dans un but purement personnel, sans que ses œuvres aient aucun résultat qui dépasse sa propre existence? Ouvrier éphémère, voué à disparaître au bout de sa journée, n'est-il venu sur cette terre d'exil et de douleur que pour cueillir quelques fleurs au milieu de tant d'épines, de tant de traverses qui le fatiguent et l'inquiètent dans sa route; ou bien, libre serviteur, n'aurait-il pas à travailler à la fois pour son maître et pour lui-même, à faire sa propre destinée en même temps qu'il concourt à la destinée de l'univers? Questions sublimes que l'homme ne saurait résoudre, mais qu'il est en droit de se poser, et qui lui ouvrent, du moins, comme le dit M. Guizot, des perspectives où sa vue se perd. Oh! disait l'orateur romain, si l'âme n'apercevait rien dans l'avenir, si elle bornait à la courte durée de sa vie l'étendue de ses pensées, elle ne voudrait jamais se fatiguer de tant de soins. A quoi bon tant de vertus pour arriver au néant ?

Si j'interroge la philosophie et la physiologie, je trouve qu'elles ne nous expliquent ni la nature et ses forces, ni l'homme et ses actes. Ne nous en étonnons pas : toute science se sent bornée et incomplète. D'ailleurs la science d'aujourd'hui n'est pas celle d'hier, elle ne sera pas celle de demain. Aussi combien Pascal me plaît, quand s'adressant à ces savants qui accordent tant de confiance à la raison humaine, il leur dit : « Je ne sais qui m'a mis au monde, ni ce qu'est le monde, ni que moi-même... Je suis dans une ignorance terrible de toutes choses. Je ne sais ce qu'est mon corps, que mes sens, que mon âme; et cette partie même de moi qui pense ce que je dis, et qui fait réflexion sur tout et sur elle-même, ne se connaît non plus que le reste... Je vois d'autres personnes auprès de moi de semblable nature. Je leur demande s'ils sont mieux instruits que moi, et ils me disent que non; et sur cela, ces misérables égarés, ayant regardé autour d'eux, et ayant vu quelques objets plaisants, s'y sont donnés et s'y sont attachés. Pour moi, je n'ai pu m'y arrêter, ni me reposer dans la société de ces personnes semblables à moi, misérables comme moi, impuissantes comme moi. »

Que penser donc d'une intelligence même supérieure qui rejette tout ce qui n'est pas lumineux pour elle actuellement? Mais qu'est-ce donc qui n'est pas lumineux pour vous? Tout ce qui est plus grand que vous. C'est la science de Dieu que vous n'aurez jamais, c'est la science totale du genre humain que vous croyez avoir.

« Renonceriez-vous à tout ce que vous savez pour apprendre ce que vous ne savez pas? » disait quelquefois à ceux qui l'entouraient Corvisart, trop averti de la courte portée de notre esprit en tout genre. Et il se trouvait des hommes assez contents d'eux-mêmes, raconte Pariset, pour répondre par la négative.

Nous ne nous en étonnerons pas, si nous nous rappelons ce trait de caractère si bien exprimé dans ce vers :

... J'étais jeune et superbe...

Aussi s'est-il rencontré des savants, des physiologistes, des esprits ingénieux qui, cherchant dans le paradoxe et les hypothèses des succès que ne leur promettait pas la vérité trop simple et trop connue, ont préféré égarer les hommes et s'égarer avec eux plutôt que de renoncer à les conduire.

Je ne rappellerai pas ici les erreurs de Broussais, qui, embrassant et soutenant la doctrine de Cabanis, matérialise les phénomènes intellectuels qui ne sont pour lui qu'un mode particulier de l'excitation nerveuse, parce qu'il observe que sa pensée se manifeste à l'occasion de la matière, sans qu'il puisse en saisir le *quo modo*.

Certes, ce n'était ni la science, ni le génie qui manquaient à ces hommes supérieurs ; mais quelle que soit l'intelligence humaine, jamais elle ne pénètrera cet ordre surnaturel et surhumain que Dieu règle et développe hors de la portée de nos regards. Non, le monde et l'homme ne s'expliquent point naturellement et d'eux-mêmes; le gouvernement de l'univers et du genre humain est autre chose que l'ensemble des lois et des faits accidentels que la liberté humaine y introduit. En créant l'homme, Dieu lui a donné des lois naturelles auxquelles il est obligé d'obéir, et le véritable savant croit à l'immutabilité de ces lois éternelles. Après cela, c'est l'honneur, c'est la grandeur de l'homme de ne pas se contenter de ce qui est, à ce titre seul que cela est : le fait, le simple fait, ne lui suffit point; il veut voir au-delà, il veut découvrir au fait un but, un sens, il a besoin de le rattacher aux lois de sa nature intime, de sa propre destinée, de le sentir en relation et en harmonie avec son âme. Alors seulement, comme le dit M. Guizot, le fait prend aux yeux de l'homme un caractère moral et acquiert sur lui une puissance morale, alors seulement l'homme l'accepte et lui obéit avec respect comme à la vérité, au lieu de le sentir et de s'y soumettre comme à la nécessité.

Le caractère du dix-huitième siècle, c'est, en corrigeant quelques erreurs, d'avoir mis tant de vérités en problème et de ne pas s'être arrêté devant les bornes éternelles de la religion et de la morale. Heureusement que toutes ces tristes doctrines du matérialisme sont aujourd'hui repoussées par les esprits les plus éminents, et ce n'est pas sans un vif sentiment d'une satisfaction bien légitime que nous avons vu des hommes d'un savoir profond et d'une grande autorité, MM. Bouillaud, Gibert, Malgaigne et Trousseau, venir à la tribune académique proclamer hautement que l'homme loin d'être autochtone, c'est-à-dire né du sol qu'il habite ainsi que le végétal, est sorti libre et intelligent des mains de son créateur. Déjà, à l'Institut, un savant de premier ordre, M. Flourens, avait établi, sans conteste, que ce n'est pas *la matière* qui vit, mais que c'est une *force* qui vit dans la *matière*, la meut, l'agite et la renouvelle sans cesse.

« *Mens agitat molem et magno se corpore miscet.* »

Le grand secret de la vie, c'est sa permanence malgré la mutation continuelle de la matière, de même que le grand secret du *moi*, c'est l'éclat dont il brille, malgré parfois les altérations cérébrales les plus graves.

Aussi, M. Flourens a-t-il justement séparé la vie de l'intelligence, les propriétés vitales des propriétés intellectuelles, séparation légitime s'il est vrai qu'on peut ôter l'organe de l'intelligence, et, par conséquent, l'intelligence, sans toucher à la vie, sans ôter la vie, en laissant la vie tout entière.

Déjà Legallois avait en quelque sorte devancé M. Flourens dans ses expériences, en prouvant que les lapins pouvaient vivre plus ou moins longtemps après la décapitation, selon que la décapitation faite sur le crâne était antérieure au trou occipital, ou qu'elle était faite plus loin.

Du reste, les découvertes modernes de la science sont venues établir de la manière la plus claire, la plus évidente, la plus positive, cette double nature qui a toujours été un instinct universel chez tous les peuples.

Voyez, dit M. Figuier, ce corps qui vient d'être chloroformé, il s'affaisse et tombe dans un état de relâchement et de collapsus complet : un sommeil profond pèse sur l'organisme, *consanguineus lethi sopor* : la sensibilité a complétement disparu, l'homme ne semble plus qu'un cadavre. On peut impunément torturer, lacérer, diviser son corps, il ne sent rien. Eh bien! pendant cet anéantissement complet de la vie physique, le flambeau de la vie intellectuelle, loin de s'éteindre, brille du plus vif éclat.

Une dame, débarrassée par M. Velpeau d'une tumeur volumineuse, s'imaginait rendre visite à une de ses amies. Comme on l'engageait à retourner chez elle : « Non, répond la malade, je reste ici; dans ce moment on m'opère à la maison, et, à mon retour, je trouverai l'opération faite. »

Voilà, certes, un fait curieux, et qui milite, comme le somnambulisme, en faveur du dédoublement de la personne humaine.

Le double moi paraît également dans les songes où nous discourons et discutons contre nos propres pensées sous la forme d'un adversaire.

Quelques-uns de nos malades, raconte M. Sedillot, furent témoins insensibles de leur opération. « Vous venez de diviser, nous disaient-ils, tel lambeau de peau, vous avez tiraillé telle partie de la plaie avec des épingles, je le vois, mais je ne le sens pas. »

« Philosophes, qui osez nier encore la double nature de l'homme, et l'existence d'une âme immatérielle, s'écrie à ce sujet M. Figuier, cette preuve palpable et visible suffira-t-elle à vous convaincre? »

Après avoir été témoin de ces effets singuliers du chloroforme, on se sent moins disposé à récuser quelques faits extraordinaires, et, entr'autres, celui-ci raconté à J. Frank, par Niszkowski (*Malad. du Syst. nerv.*, t. III, p. 46).

« Une noble lithuanienne, âgée de 20 ans, se réveilla dans une des premières nuits de ses noces avec un cri terrible; et toute tremblante, elle raconta à son mari le songe qu'elle venait d'avoir. Il me semblait, disait-elle, que j'étais entrée dans une église, et qu'étant descendue dans les caveaux, j'y vis de loin une femme assise dans une tombe ouverte et allaitant deux enfants. Comme son aspect me remplissait de terreur, elle me dit : *Ne t'effraie pas, car je suis ton image.* Le mari fit tout pour détruire l'impression grave laissée par ce songe cruel, mais en vain. L'épouse tomba dans la mélancolie, surtout lorsqu'après quelques jours les signes de la grossesse se montrèrent, et peu après elle fut prise de leucophlegmatie. L'accouchement survint. Après la sortie de l'enfant, l'accoucheur dit à la mère de la malade qu'il y en avait encore un autre dans l'utérus. Que ma fille ne le sache pas! s'écrie la mère prudente. Mais on ne put le lui cacher, et elle dit : Mon songe s'accomplit. En effet, la fièvre puerpérale vint bientôt l'enlever. »

J'ai recueilli un trop grand nombre d'exemples d'hommes qui prédisaient ponctuellement leur maladie et leur mort prochaine, ajoute Frank, pour refuser confiance à ces présages de l'âme, qu'il faut bien distinguer des effets de l'imagination.

Un avocat des plus distingués du barreau de notre ville, m'a raconté un fait bien extraordinaire et qui viendrait à l'appui de ceux que l'on trouve dans les livres de Cicéron et de Plutarque.

Un militaire apparaît tout-à-coup au milieu de la nuit à son frère, qui ne le savait pas malade.

« J'entre à l'hôpital, lui dit-il, je vais mourir ; mais, après ma mort, va trouver notre mère et dis-lui que des papiers importants sont cachés dans tel endroit de l'appartement. » Le frère ne se préoccupe en aucune façon de ce rêve ou de cette vision; maisquelques jours après, il reçoit effectivement la nouvelle de cette mort arrivée dans un hospice, ainsi qu'il en avait été averti. Fortement impressionné, il se rend aussitôt chez sa mère et on trouva les papiers dans l'endroit indiqué.

Sans doute un médecin sage et prudent n'accueillera jamais sans contrôle et sans un examen sévère un fait qui paraît merveilleux au premier abord, néanmoins il devra toujours être en présence de ces réflexions si judicieuses de Laplace : « Nous sommes si éloignés de connaître tous les agents de la nature et leurs modes d'action, qu'il serait peu philosophique de nier l'existence de certains phénomènes, uniquement parce qu'ils sont inexplicables dans l'état actuel de nos connaissances; seulement nous devons les examiner avec une attention d'autant plus scrupuleuse, qu'il paraît plus difficile de les admettre. »

Mais à chaque pas que fait la science, Dieu semble se retirer devant elle, comme pour l'inviter, pour la contraindre à s'élever de plus en plus jusqu'à Lui et à reconnaître ses lois.

La sagesse divine, en effet, n'a point livré l'âme et la vie de l'homme aux hasards de la science humaine; elle ne l'a pas condamné à attendre de son propre travail toute sa richesse intellectuelle, et elle l'a soumis, comme nous l'avons déjà dit, à des lois fixes et invariables. Ainsi, il y a des lois pour sa naissance, des lois pour sa conservation, des lois pour sa mort. C'est en vertu de ces lois si bien connues et si parfaitement appréciées des anciens, que les corps vivants se réparent d'eux-mêmes après une déviation, après un état anormal, et reviennent à leur état physiologique. Aussi Stahl, admirant avec quelle harmonie toutes les fonctions entrent en action pour arriver à un but prévu, comptait-il beaucoup sur cette tendance heureuse de la nature agissante. Et comme l'homme est limité dans ses erreurs et hors d'état de se soustraire absolument à la vérité, même quand il la méconnaît, Broussais ne pouvait s'empêcher de reconnaître le doigt de Dieu quand il disait : « Il est une Providence intérieure dans l'organisme, à laquelle le médecin qui veut guérir doit s'en rapporter pour les compositions, les dépurations des fluides et des solides. Cette Providence n'est autre que les lois vitales dont le secret nous échappe. »

N'est-ce pas là cette philosophie médicale qui établit une si grande différence entre le médecin doué de cette foi qui transporte les montagnes, de cette charité qui fait des miracles, comme le disait de Récamier le docteur Gibert, et le médecin matérialiste qui ne voit dans les hommes, ses frères en douleur, que de simples mammifères. Aussi, combien j'aime cette maxime de notre bon Ambroise Paré : *Je le pansay et Dieu le guairit.*

Oui, ce sont là de belles et immortelles paroles qui résument la médecine tout entière. Il faut, en effet, que médecin de l'homme, celui qui consacre ses veilles à le guérir de ses maux, ou tout au moins à le soulager dans ses douleurs, ne voie pas seulement en lui l'homme physiologique, mais aussi l'être organisé par excellence, l'homme tout entier, corps, intelligence, passions, volonté, aussi bien que toutes les modifications sans nombre qu'apportent à sa psychologie naturelle l'éducation, les habitudes et la civilisation plus ou moins avancée des lieux qu'il habite.

Appelé chez un honnête négociant qu'une grave maladie conduisait au tombeau, Bouvart employait vainement toutes les ressources de son art à conjurer un mal qui faisait chaque jour d'effrayants progrès et dont il suivait avec anxiété la marche précipitée. Peut-être se croyait-il en présence d'une de ces lésions formidables qui constituent la méningite et l'inflammation de la pulpe cérébrale, lorsqu'il s'aperçoit un jour que tous ces phénomènes morbides pouvaient bien trouver leur explication dans l'imminence d'une faillite dont était menacé ce brave négociant. La plaie morale découverte, Bouvart, après en avoir promptement sondé la profondeur et apprécié la sensibilité, écrit, pour prescription, un bon de 30,000 fr. à prendre chez son notaire. Cette ordonnance rend promptement à la vie et à l'affection de sa famille ce pauvre malade, qui, quelques jours plus tard, aurait offert, à l'autopsie, les lésions les plus graves, et auxquelles le médecin organicien n'eût pas manqué, sans doute, de rapporter la maladie à la mort.

Eh bien! voilà le véritable praticien qui, parvenu aux limites observables de la constitution matérielle, constate qu'au-delà de cette physiologie et de cette pathologie visibles et accessibles à nos sens, il en existe une autre qui ne se laisse pas pénétrer, et d'où dérivent souvent les premières.

Aussi dirons-nous avec Cabanis : « Malheur au médecin qui n'a point appris à lire dans le cœur de l'homme aussi bien qu'à reconnaître l'état fébrile; qui, soignant un corps malade, ne sait pas distinguer dans les traits, dans les regards, dans les paroles, les signes précurseurs d'un cœur blessé et d'un esprit en désordre! »

Et pourtant, que de médecins, du reste habiles et expérimentés, restent tout à fait indifférents à l'observation psychologique, ou méconnaissent cette action perturbatrice des affections vives, des maladies de l'âme sur l'économie!

Mais quel est donc le lien étroit qui unit ainsi l'âme au corps, quelle est la dépendance réciproque dans laquelle ils se trouvent continuellement l'un par rapport à l'autre, selon les modifications variées dont ils sont chacun affectés?

Sans doute, on ne nous supposera pas la prétention de soulever ici un des coins du voile qui cache à nos faibles yeux des opérations si mystérieuses. De plus habiles s'y sont vainement essayés et ils ont promptement reconnu les étroites limites de l'entendement humain; mais encore faut-il, pour l'intelligence de notre sujet, nous livrer à l'étude de quelques-unes des lois du système nerveux, et cette étude si intéressante nous rappellera plus d'une fois ces paroles de Montaigne : « La nature est un temple très-saint dedans lequel on entre pour admirer des statues non ouvrées de mortelles mains. »

CHAPITRE III.

ÉTUDE SUR LES LOIS DES PHÉNOMÈNES NERVEUX.

---

§ 1er. *Le système nerveux est le conducteur des sensations.*

Tous les praticiens, tant anciens que modernes, ont été frappés de cette association des organes vivants pour recevoir et exercer une action réciproque les uns sur les autres.

Une douleur passe avec la rapidité de l'éclair d'une extrémité du corps à l'autre; une stimulation quelconque appliquée à la superficie de la peau se répète dans tout l'organisme avec une prédominance relative au surcroît d'impressionnabilité de chaque organe en particulier, et détermine chez l'un une congestion céphalique, chez l'autre une hémoptysie, de même que la sédation produite par le froid provoque chez celui-ci une colique, chez celui-là un mal de gorge, grâce au mode de connexion synergique du point de la peau refroidie avec les appareils et les organes spéciaux. Une foule d'exemples viendrait, au besoin, démontrer cette loi si manifeste d'association et de consensus synergiques entre les organes locaux et entre les appareils généraux de l'organisme, et qui faisait dire à Bichat : « Combien les maladies seraient plus faciles à étudier, si elles étaient dépouillées de tout accident sympathique ? »

Mais quel est donc le lien qui associe ainsi la partie stimulée artificiellement ou mise en sédation avec celle qui entre en surstimulation ou en sédation consécutive? En existe-t-il un autre que le système nerveux cérébro-spinal et le système nerveux ganglionnaire? Non sans doute, car toute partie de peau paralysée perd son action sympathique, soit qu'on la stimule ou qu'on la mette en sédation. Le système nerveux est donc par conséquent le médiateur placé entre les divers organes, et son rôle est d'être le conducteur de nos sensations en les rapportant toutes à un centre commun. Aussi se sert-on d'une expression impropre quand on dit que le système nerveux est l'agent *producteur* de la sensibilité. Non, il ne sécrète pas la sensibilité comme les glandes et les viscères sécrètent la salive et la bile; et Cabanis n'était pas dans le vrai quand il affirmait que les deux vies, la vie de nutrition et la vie de relation, sont le résultat de la sensibilité résidant dans les nerfs. Comment le système nerveux serait-il l'élément premier dans lequel se résumerait la force vitale, puisque les mouvements vitaux sont antérieurs au système nerveux? Les nerfs ne sont donc véritablement que les *moyens*, les *conducteurs*, et non la *cause* de la sensibilité, de même que le cerveau n'est pas la *cause*, mais tout simplement l'*organe*, le *milieu* de l'intelligence. La sensibilité est une *loi*, comme la *gravitation*, l'*élasticité*, et la sensation est un *fait*, comme la *chute*, la *détente*, et les nerfs conduisent la sensation comme le fil métallique conduit l'électricité.

Voilà pourquoi les nerfs n'existent pas dans les végétaux; car on ne peut donner le nom de sensibilité à cette susceptibilité toute locale des plantes en vertu de laquelle les unes rétractent leurs feuilles au moindre contact, et les autres ouvrent et referment leur corolle à l'approche de la nuit ou du soleil. C'est dans cette correspondance réciproque et instantanée des parties au tout et du tout à chaque partie, au moyen de l'appareil nerveux, que consiste la sensibilité.

Or, les sensations rapportées par les nerfs au centre commun sont de cinq natures différentes perçues par des organes divers. Ce sont les cinq sens qui nous mettent en rapport avec le monde extérieur et nous le font connaître. Mais si l'âme dépend du corps pour sentir, elle n'en dépend pas pour comprendre. Le corps est l'instrument de cette opération, il n'en est pas la cause. Les images qui viennent à l'âme par les sens sont la matière sur laquelle s'exerce l'opération de l'entendement agissant, comme le marbre est la matière sur laquelle l'artiste exerce son talent.

D'après ces considérations, il est manifeste que l'appareil nerveux devra avoir ses nerfs moteurs et ses nerfs sensitifs, les premiers transmettant le mouvement, et les autres rapportant les impressions de la circonférence au centre. Cependant cette explication physiologique manquait d'une base solide assise sur de rigoureuses expériences, jusqu'au moment où un physiologiste distingué vint apporter les preuves qui établissent cette importante vérité. Or, ce fut là une grande découverte due au génie de Bell qui, par des expériences ingénieuses, prouva que chaque nerf est double, que chacun est composé de deux, l'un pour le sentiment, l'autre pour le mouvement, d'où il résulte que chaque nerf a deux racines, une antérieure *motrice*, et une postérieure, *conductrice de la sensibilité*.

Tels sont donc les agents de communication entre toutes les parties de l'individu dont l'harmonie complète exige un état d'intégrité parfaite de l'appareil nerveux. Aussi les innombrables filets nerveux qui terminent l'appareil à son extrémité périphérique tantôt s'anastomosent entre eux, tantôt se perdent insensiblement dans une espèce de pulpe conductrice qui les réunit et leur sert d'intermédiaire, de sorte que la nature ne fait des nerfs sensoriaux, des nerfs de la sensibilité et des nerfs de la motilité qu'un seul appareil qu'on pourrait appeler le véhicule de la vie animale, de même qu'elle ne fait avec le chyle, le sang noir et le sang rouge, qu'un seul liquide vivant appelé par quelques physiologistes le véhicule de la vie organique.

Mais alors l'appareil nerveux ganglionnaire partagerait donc avec les nerfs cérébro-spinaux l'influence nécessaire à l'accomplissement des phénomènes de la vie? Oui sans doute, car si la sensibilité est *une*, les différences que nous offre la faculté de sentir, ne seront que des différences de siége et de degré. Aussi les racines du grand sympathique contiennent-elles des fibres sensitives et des fibres motrices, et c'est grâce à leurs filets d'union que se trouve constituée l'unité du système nerveux ; car de même que les nerfs rachidiens, les filets du nerf grand sympathique sont des conducteurs d'impressions vers les centres nerveux, et des conducteurs d'excitation motrice vers les organes. Et quant à cette propriété du système nerveux en vertu de laquelle des mouvements succéderaient à des impressions sans que le *sensorium en soit averti*, et qu'on appelle *action reflexe,* on ne peut guère raisonner que d'après des probabilités : car l'observation et l'expérience prouvent chaque jour ce qu'il y a de trop absolu dans cette prétention de regarder l'action cérébrale comme entièrement étrangère, dans certains cas, à la vie organique.

C'est ainsi que, dans leurs études sur les mouvements qui président à la marche du bol alimentaire dans le canal intestinal, les physiologistes ont assigné comme caractère commun à ces mouvements d'être soustraits à l'empire de la volonté. Et pourtant n'y a-t-il pas même ici des exceptions, puisqu'on cite certains individus qui jouissent de la faculté de ruminer, tant il est vrai qu'il est bien difficile que les mouvements organiques sensibles soient entièrement soustraits aux irradiations du foyer cérébral! Ainsi Bayle arrêtait bien à volonté les battements de son cœur.

On a beaucoup insisté sur le caractère des douleurs ressenties dans les organes où se distribuent les différents ordres de nerfs. Sans doute les douleurs cardiaques, pulmonaires, utérines ont quelquefois un caractère particulier et distinctif, ne ressemblant pas toujours aux douleurs qui se manifestent dans les névralgies de la vie de relation; mais il n'en est pas moins certain qu'elles se produisent sous l'influence des mêmes causes, qu'elles affectent la même marche, cèdent souvent aux mêmes moyens thérapeuthiques et sont caractérisées par la même absence de toute altération. Aussi Bichat qui s'est donné beaucoup de peine pour diviser la sensibilité, n'a pu s'empêcher d'avouer, comme le remarque Broussais, que l'organique pouvait, en s'accroissant, se convertir en sensibilité animale, et retourner ensuite à son premier état, et *vice versâ*. On le comprend, au reste, en se représentant l'appareil nerveux comme un arbre dont les racines sont dans tout le corps et les rameaux dans la tête, disposition si frappante que, dans l'une de ses parties principales, dans le cervelet, cette forme arborescente a été désignée de tout temps, par les anatomistes, sous le nom d'*arbre de vie*.

Grâce à cette disposition anatomique, toutes les fonctions vitales et les fonctions nerveuses communes et spéciales seront unies par l'intermède *du tact général* qui appartient à tous les tissus vivants, et qu'il faut bien distinguer du *toucher*. Le tact général dont le siége organique est dans le système nerveux cérébro-spinal et ganglionnaire, correspond par sa partie cérébro-spinale aux sens extérieurs et distincts, la vue, l'ouïe, le goût, l'odorat, et par sa partie ganglionnaire aux sens spéciaux et confus, le sens de la digestion, de la respiration, des organes sécréteurs, etc. Il est clair, d'après cela, que le tact général, ou le sens du bien-être et du malaise physiologique, appartient à tous les organes dans lesquels pénètre le système nerveux, car il devient sensible, par l'état morbide, dans ceux même où il n'était pas distinct auparavant, tels que les os. On comprend donc parfaitement comment toutes les impressions nées du tact général du sens commun externe, comment toutes les sensations intérieures sont transmises par le système nerveux au foyer cérébral, ou de convergence des sensations et des réactions. Toutes arrivent à ce rendez-vous général d'où tout l'être est plus ou moins violemment ébranlé, et d'où partent les réactions nerveuses qui résultent de ces impressions, comme l'aiguille d'un télégraphe électrique répète instantanément le mouvement de celle qui lui correspond à l'autre point de la ligne.

Concluons de tout ce que nous venons de dire, que si une simple sensation de conscience suppose l'ébranlement du système sensitif, et que si l'affection est ressentie par le *moi* indivisible et non par aucune de ses parties séparément, il doit en résulter nécessairement que c'est de l'encéphale que dérive l'influence nerveuse, que les affections des nerfs ne sont qu'un mode vicieux de cette influence, que le concours d'action normale ou pathologique est par conséquent un phénomène d'harmonie générale dont l'ensemble du système nerveux est l'instrument principal. Aussi Brown Sequard, qui a fait de si belles recherches sur le système nerveux, pense-t-il que les convulsions de l'épilepsie doivent être considérées comme de source encéphalique, la moëlle épinière n'ayant probablement que le rôle de conducteur qui transmet aux muscles les excitations provenant de l'encéphale. On dirait, en effet, que le fluide excitateur dont le système nerveux est la source et qu'il distribue de toutes parts dans les organes, s'attache, en quelque sorte, à chaque fibrille, se combine avec chaque molécule vivante, comme la chaleur latente avec les corps liquides ou gazeux, comme l'électricité avec les minéraux, ainsi que le pensait Royer-Collard. (*Mémoires de l'Académie.*)

Effectivement le fluide nerveux, s'il existe, ou du moins le mouvement nerveux quelconque, doit se transmettre à la manière du sang par une espèce de circulation, passant d'un ordre de nerfs dans un autre par les extrémités anastomosées, de même que le système veineux se relie au système artériel par un plan de circulation supplémentaire ou dérivative, ainsi que l'a démontré le docteur Sucquet. Et comment, en effet, expliquer autrement cette correpondance et cette harmonie entre la sensation et le mouvement destinés à marcher d'accord ? Pour que cette communication sympathique ait lieu, il faut nécessairement que l'impression parvienne jusqu'au rendez-vous central de tous les nerfs sensitifs et moteurs. Si elle n'arrivait pas jusque-là, elle serait nulle et non avenue, elle ne pourrait donner lieu à aucune action motrice, et c'est ainsi que quand il existe une solution de continuité du conducteur nerveux, elle n'est pas même perçue par l'individu animal, elle n'est pas sentie.

Il en est de même du mouvement, il ne se réalise pas si, après être parti du cerveau, il n'est pas conduit sans interruption jusqu'à l'organe qu'il doit mettre en activité.

En résumé donc, il paraît certain, 1° que c'est au *sensorium commune* qui n'est pas un point quelconque de la surface cérébrale, le point n'a qu'une existence idéale, et n'est rien matériellement parlant, que chaque nerf apporte l'impression reçue à son extrémité et sur son trajet; 2° que c'est du même lieu que partent toutes les impulsions devant produire toute espèce de mouvement de la vie animale, encore bien qu'il soit impossible de distinguer dans les hémisphères cérébraux les parties qui président à la sensibilité et le point de départ de l'incitation motrice.

Au reste, dès l'antiquité la plus reculée, on avait signalé le lien étroit qui unit l'âme au corps; mais au lieu de se contenter de l'analyse de leurs rapports et de l'observation des phénomènes qui en résultent, on voulut remontrer aux causes premières, et percer le voile épais qui nous dérobe les opérations de la nature. Quant à nous, nous ne chercherons point à expliquer d'une manière plus ou moins ingénieuse comment l'impression nerveuse devient sensation, comment l'action motrice dirigée d'une certaine manière par un contact organique devient instinct, toutes ces transformations n'étant accompagnées d'aucun phénomène particulier visible à l'œil. — Aussi, sans discuter les opinions de Vieussens (*Névrol.*, p. 182.), de Willis (*De Cereb.*, p. 170), qui prétendent que les filets nerveux en s'allongeant ou se retirant autour des vaisseaux dans les diverses passions, augmentent ou diminuent leur diamètre, et par là retardent ou accélèrent la circulation; ou celles de Haller, qui admet (*Élem. phys.*, t. 5, p. 589.) que la sensibilité des nerfs plus ou moins exaltée ou modérée par les divers états de l'âme, ajoute ou retranche à l'irritabilité des vaisseaux, et influe ensuite sur la marche des humeurs, nous nous contenterons d'avoir établi que c'est le *sensorium commune* qui constitue l'individualité animale, que le sensibilité proprement dite n'est dans la dépendance absolue d'aucune des parties cérébrales en particulier, mais bien de l'ensemble. Une surface électrisée peut nous donner une idée approximative de cette disposition de la sensibilité animale placée à l'une des extrémités de l'appareil nerveux, encore bien que l'assimilation des nerfs avec les conducteurs métalliques de nos appareils galvaniques ne soit nullement fondée. Du reste, nous le savons, ce n'est pas dans les organes qui reçoivent ou transmettent la sensation que se trouve le centre de leurs modifications, mais bien dans l'âme qui la perçoit : ainsi ce n'est pas la main qui sent, l'œil qui voit, l'oreille qui entend, le corps qui souffre, *c'est le moi*. C'est le *moi seul* qui perçoit, lui seul qui a la faculté de conserver les sensations, de les classer, de se les rappeler, de les comparer et d'établir des rapports entre elles. Il peut même imaginer des sensations analogues, les supposer, les éprouver, pour ainsi dire, comme il arrive après l'amputation d'une jambe, où la douleur ressentie dans cette jambe n'appartient certes pas à un membre qui n'existe plus. C'est de l'établissement de ces rapports que résultent l'imagination, les pensées, la réflexion. De là, la différence entre voir et regarder, entendre et écouter, etc. Mais c'est un point sur lequel nous reviendrons plus tard. Continuons donc l'étude des lois des phénomènes nerveux, et examinons actuellement les effets de l'action et de l'inaction de ce système.

§ 2. *De l'action et de l'inaction du système nerveux.*

Si, comme nous avons cherché à l'établir, l'appareil nerveux est réellement le répartiteur de la sensibilité, il sera donc susceptible d'action et de sédation. Mais alors il devient évident que l'action et l'inaction du système nerveux vont le placer dans des états ou dans des manières d'être bien différentes les unes des autres et de l'état normal, c'est-à-dire dans la stimulation ou la stupeur, si l'on considère les effets de l'action, et dans l'éréthisme ou l'extinction quand on étudie les effets de l'inaction. De là les expressions d'hypersthénie et d'hyposthénie, la thérapeuthique cherchant sans cesse à hyper ou a hyposthéniser pour combattre l'affaiblissement ou l'exaltation de l'activité vitale.

1° Action du système nerveux. —Quand dans l'état de santé on supporte facilement l'action des stimulus spéciaux, c'est là l'état normal de force du système nerveux et de tous les organes, et cet état prend le nom de vigueur ou d'énergie physiologique. Si ces stimulants sont très-énergiques, comme lorsque l'œil est soumis à l'influence d'une lumière très-vive, et que l'organisme supporte avec vigueur ce surcroît d'action et de fatigue, c'est là l'état de stimulation sthénique de l'appareil nerveux, état qui peut être porté jusqu'à la surstimulation ou la stupeur, comme dans l'éblouissement de l'œil par une lumière excessive. Voici une observation de M. le docteur Gendrin, qui prouve ce que peut la surstimulation du nerf pneumo-gastrique sur l'organe pulmonaire.

« Un jeune homme fut atteint d'une parotide très-considérable avec un foyer s'étendant dans toute la région parotidienne, dans le côté droit du cou jusqu'à la clavicule. L'ouverture de cet apostème fut pratiquée par Dupuytren, et donna issue à une pinte de pus. Le 3e et le 4e jour, il sortit du foyer des lambeaux pseudo-membraneux considérables, après l'issue desquels on voyait distinctement l'artère carotide à nu sur toute la longueur de l'incision. De ce moment le malade fut pris d'une toux sèche, saccadée, quinteuse, sans aucune trace de maladie appréciable des organes pulmonaires. La dénudation de l'artère carotide étant inséparable de la dénudation du nerf pneumo-gastrique, je crus qu'il fallait attribuer à l'inflammation de ce nerf la toux que j'observais, et dont *l'état tout à fait sain des poumons* ne rendait pas raison. Ce qui m'a confirmé encore davantage dans cette opinion, c'est que cette toux a cessé dès que le travail de la cicatrisation a été assez avancé pour que l'artère carotide pût cesser d'être visible, et, par conséquent, pour que le nerf pneumogastrique ait cessé d'être exposé au contact de l'air. » (*Malad. de l'encéphale*, traduc. d'Aberc, p. 617.)

« Les observations sur des lésions morbides limitées à certains nerfs, dit à ce sujet M. Gendrin, sont le meilleur moyen de parvenir à déterminer les fonctions de ces nerfs, et d'établir un rapport rigoureux entre certaines lésions des organes et certains états morbides des nerfs. Malheureusement on ne possède encore que peu de faits propres à jeter quelques lumières sur ce point. »

Mais en possédât-on davantage, je ne sais si nous en serions beaucoup plus avancés. Ne nous faisons point illusion sur la précision du siége, alors même qu'elle semble le plus manifeste comme dans le cas de maladie d'un nerf des sens, car l'union de celui-ci avec d'autres nerfs suffit pour rendre nulle cette prétendue indépendance. Le professeur Ribes l'a prouvé suffisamment dans son précieux ouvrage sur l'anatomie pathologique dans ses rapports avec la science des maladies.

Quelquefois, d'après Itard, à mesure que l'ouïe se perd, la sensibilité animale et même organique du conduit auditif, du pavillon de l'oreille et des téguments du cou, éprouve un notable affaiblissement, indice d'une relation marquée entre la portion molle et la portion dure de la septième paire. N'oublions pas que l'irritation d'un filet nerveux provoque la douleur dans les autres nerfs du même département nerveux, soit par action reflexe, soit par irradiation s'étendant jusqu'aux nerfs du système cérébro-spinal.

Un médecin, le docteur Lartigue, dans un mémoire sur l'angine de poitrine, couronné par la Société de Médecine de Bordeaux, s'est donné beaucoup de peine pour établir le siége de cette maladie qu'il fixe dans les nerfs cardiaques. Il cherche à distinguer cette affection de la névralgie du pneumo-gastrique, dont la douleur, *d'une nature toute spéciale*, formerait, selon lui, le caractère différentiel, partageant en cela l'avis de Bichat qui prétend que les nerfs ganglionnaires ne souffrent pas comme les autres. Une semblable interprétation nous semble trop souvent démentie par les faits cliniques pour que nous l'adoptions dans toute son étendue. C'est déjà beaucoup que de pouvoir assigner pour siége à une maladie le système nerveux, sans chercher à préciser quelle est celle de ses divisions qui la fournit, puisqu'un grand nombre d'affections nerveuses n'étant que le résultat de quelques habitudes morales, la modification vicieuse du sensorium en est alors la cause ou le point d'origine.

Au reste, ce qu'il importait d'établir ici, c'est la stimulation de la sensibilité, me réservant de prouver que les agents qui stimulent réellement l'action nerveuse peuvent aussi bien appartenir à l'ordre moral qu'à l'ordre physique. Et, en effet, en mettant de côté les impressions du dehors que le système nerveux reçoit par l'intermédiaire des sens, on comprend que la sensibilité peut être exagérée jusqu'au désordre, jusqu'à l'ataxie sous l'influence d'une simple activité intellectuelle; des productions idéales s'enfantant alors sans ordre et sans mesure, comme nous l'avons déjà vu.

L'observation que nous venons de rapporter tendait à prou.

ver les effets de l'action du système nerveux ; nous allons passer actuellement à ceux de l'inaction.

2° Nous trouvons les effets de l'inaction dans la diminution de l'action des stimulus spéciaux : ainsi l'état de l'œil soumis momentanément à un moindre degré d'excitation, donnera l'idée de la *sédation sthénique* de l'appareil nerveux, et même de la *sursédation sthénique complète*, s'il se trouve dans l'obscurité.

Une personne débilitée par l'inaction, par des évacuations sanguines ou humorales excessives, par des *peines morales*, supportera mal l'action ordinaire des stimulus spéciaux. C'est là l'état de faiblesse du système nerveux et des organes contractiles, c'est celui de l'œil après un long séjour dans une obscurité profonde, après de grandes hémorragies, après l'inanition par privation d'aliments.

L'état de faiblesse prend le nom d'*éréthisme*, quand la susceptibilité pour les stimulus est si grande qu'ils blessent dans la moindre proportion : ainsi l'action d'une lumière même assez faible sur l'œil d'un sujet hémorragique, celle d'une alimentation trop prompte dans l'inanition, tous les agents, en un mot, qui, dans l'état normal, seraient des sédatifs, deviennent alors des stimulants. Concluons donc que l'action des stimulans, des sédatifs, des toniques et des atoniques sur l'organisme, est relative à son état actuel, et qu'il faut, par conséquent, tenir un compte immense des phénomènes particuliers à chaque malade, dépendant de ses habitudes hygiéniques et morbides antécédentes, habitudes de vêtements, habitudes d'aliments, etc., qui deviennent l'occasion de phénomènes morbides, même sous la simple influence d'un état moral.

De là parfois l'utilité de la médication sédative dans l'état d'inaction du système nerveux, mais à la condition qu'elle soit maniée avec habileté, car il importe de distinguer s'il convient d'agir plutôt sur la contractilité que sur la sensibilité, et s'il n'est pas souvent utile d'agir sur le système nerveux de telle sorte qu'en maintenant son influence sur la vie organique nous l'écartions des actes de la vie de relation.

C'était en cela surtout que se distinguait la pratique de Récamier qui, à mon avis, n'a pas été bien jugé par ceux qui l'ont représenté comme faisant une médecine d'inspiration, lui qui, au contraire, recommandait, par dessus tout, de ne se préoccuper *exclusivement* d'aucun élément pathogénique en particulier, sous peine de perdre de vue l'ensemble des éléments de chaque état morbide, et l'ensemble des moyens que l'homme de l'art doit lui opposer.

Abordait-il un malade? Il voulait connaître tout d'abord sa vie antérieure physiologique et pathologique, ses dispositions héréditaires. Puis il examinait si sa vie était menacée dans ses phénomènes intimes, ou bien s'il n'existait qu'une modification plus ou moins prononcée, qu'une perversion plus ou moins profonde des fonctions spéciales de l'organisme; si, par l'effet du *consensus organique*, il y avait eu réaction d'un ordre de fonctions sur l'autre, et quelles étaient, par conséquent, celles sur lesquelles il fallait agir tout d'abord pour rétablir l'harmonie générale. Enfin, il se demandait s'il avait affaire à un sujet ou à une affection sthénique, asthénique, ataxique ou réfractaire, et il appliquait toute sa sagacité à découvrir les signes de cette importante mesure de la force vitale. Et c'est à l'aide de ce tact si heureux, de cette pénétration si précieuse qu'il obtenait de ces succès éclatants qui enthousiasmaient M. Andral.

Qu'on relise, dans ses recherches sur le cancer, l'observation d'une jeune dame de 24 ans, visitée par Marjolin et Guersent, qui la croyaient atteinte d'une maladie organique de l'estomac! Quand Récamier la vit, la malade couchée en supination avait le corps entièrement desséché; le visage était hâve, la voix tout à fait éteinte, et il fallait, pour entendre quelques paroles chuchotées, mettre l'oreille tout près de sa bouche. Et cependant, la *malade était sans fièvre, malgré des douleurs d'estomac atroces, par la simple déglutition d'une cuillerée à café d'eau blanchie avec de l'arrowrot.* Le pouls était d'une faiblesse extrême.

« D'après d'autres faits analogues, dit Récamier, je proposai à MM. Guersent et Marjolin d'agir sur la peau au moyen d'affusions. J'avais envie de constater si une légère sédation générale agirait avec quelque avantage sur le système nerveux et sur les organes digestifs.

» Dès les premières ondées qui tombèrent sur elle, la malade commença à agiter les bras que, jusque là, elle ne pouvait pas même soulever, tant était grande sa faiblesse! Les affusions furent continuées chaque jour. A la fin de la première semaine, la malade était arrivée à prendre, dans les 24 heures, huit cuillerées à bouche d'arowrot dont l'ingestion était encore suivie de beaucoup de douleurs, quoique l'appétit se réveillât un peu, sans rétablissement de la voix, mais avec moins de faiblesse des mouvements et plus de vie dans l'expression de la physionomie. Dans la seconde semaine, la voix se rétablit et l'appétit devint impérieux. A mesure qu'elle récupéra des forces et que la digestion fut plus facile, ses yeux qui, quoique sans ophtalmie, ne supportaient plus la lumière, la cherchèrent, et les oreilles qui, quoique sans otalgie, ne pouvaient entendre le moindre bruit, recherchaient les sons avec le même appétit que l'estomac exigeait les aliments. »

Les faits de ce genre ne sont pas rares chez cet éminent praticien. Sans doute il n'a pas toujours été aussi heureux, mais voudrait-on par hasard qu'il fût infaillible? A cela je répondrais : Que celui qui est sans péché lui jette la première pierre ! Et nous verrions passer devant nous les célébrités médicales dont le haut mérite est le moins contesté, avec ce cortége d'erreurs inhérentes à la nature humaine.

C'est que le problème médical n'est pas toujours si facile à résoudre, et le véritable médecin n'ignore pas combien la pratique de la médecine présente chaque jour de difficultés sérieuses. Mais n'anticipons point sur des considérations qui reviendront naturellement ailleurs, et puisque nous avons abordé l'étude de quelques-uns des phénomènes nerveux, arrêtons-nous un instant à cette grande question du vitalisme débattue depuis si longtemps, et qui semble n'avoir pas encore reçu de solution définitive, puisqu'un savant de premier ordre, M. Poggiale, se demandait tout dernièrement à l'Académie de Médecine comment il se faisait que des hommes d'un esprit élevé et d'un grand talent pussent être encore vitalistes.

Il est vrai que M. Poggiale terminait son argumentation, comme si il eût pris plaisir à en détruire lui-même tout l'effet, en disant, à propos des phénomènes digestifs qu'il avait cherché à ramener aux lois de la chimie : « *J'admets que ces phénomènes sont sous la dépendance de la vie.* »

Et voilà justement ce que nous prétendons, et c'est là la remarquable différence qui distingue les phénomènes vitaux des phénomènes physiques, et qui prouve, n'en déplaise à

M. Poggiale, que la science des corps organisés doit être traitée d'une manière différente de celles qui ont les corps inorganiques pour objet. Car, dire que la physiologie est la physique des animaux, c'est en donner une idée extrêmement inexacte; *J'aimerais autant dire*, observe judicieusement Bichat, *que l'astronomie est la physiologie des astres.*

§ 3. *De la force vitale.*

L'organisme, dit Hunter, n'est jamais qu'un instrument, une machine qui ne produit rien, même en mécanique, sans quelque chose qui réponde à un principe vital, savoir une force. (J. Hunter's treatise on the blood, l. 1. 1796.)

Or, cette idée de force, de puissance domine tellement la médecine à toute les époques que nous voyons Hippocrate recommander de considérer dans l'étude de l'homme, non-seulement les contenants ou les solides, les contenus ou les fluides, mais surtout les puissances actives, ou ce qui donne le mouvement.

C'est, du reste, une vérité tellement frappante, qu'à l'exemple de Stahl, Meckel a été jusqu'à attribuer à cette idée de force, de puissance, une sorte de libre-arbitre; c'est une vérité tellement palpable que, sous une forme, ou sous une autre, elle se glisse dans la pensée même de celui qui la nie, et que les plus grands praticiens se sont fatigués à découvrir les lois de cette puissance, *de cette force toute divine qui*, disait Broussais, *préside à la formation des tissus primitifs du corps, et qui prévoit plus tard à leur entretien par les mystères d'une chimie vivante.*

Et maintenant comment se fait-il que ce soit toujours là le champ de bataille des opinions médicales, et qu'un professeur de la Faculté de Paris ait osé récemment traiter comme un rêve ou une puérilité, la croyance dans la nature médicatrice ? N'est-ce pas là tout simplement, suivant la remarque judicieuse du docteur Durand Fardel, le fait d'un malentendu, et la confusion ne serait-elle pas plutôt dans le langage et dans la manière de philosopher, que dans le fond des choses? « Car si l'autocratie de la nature, comme on dit, se trouvait exclusivement dans les mains du médecin, c'est-à-dire sans doute du bon médecin, du médecin qui ne se trompe pas et qui oppose toujours à la maladie le meilleur remède possible, la terre serait dépeuplée depuis longtemps. » (Durand Fardel.)

Or qu'est-ce donc que cette nature médicatrice devant laquelle Desbois de Rochefort aussi bien que Stahl entrait en admiration, et qui, disait Lancisi, répare souvent les effets nuisibles des médicaments et les fautes d'un médecin ignorant, sinon cette puissance, cette force vitale qui agit dans l'homme pendant le sommeil comme pendant la veille, force insaisissable comme la volonté, ou comme l'étincelle électrique qui se trouve virtuellement dans la boule de métal sans que l'œil du plus habile physicien ait jamais pu l'apercevoir. Si, comme le remarque M. Andral, l'économie n'est réellement *qu'un grand tout indivisible* dans l'état de santé comme dans l'état de maladie, ainsi que nous avons cherché à l'établir aussi nous, il faut nécessairement que les organes soient soumis à un principe unique entretenant cette harmonie générale en vertu de laquelle ils sont tous solidaires les uns des autres : *Consensus unus, conspiratio una, consentientia omnia.* (Hippocrate.)

Ne nous étonnons donc plus si M. Andral aussi bien qu'Hippocrate, aussi bien que Broussais et Récamier et tous les vrais praticiens, ont travaillé à connaître les lois de ce consensus organique pour déterminer la nature de la maladie, pour en calculer la marche, et en diriger les tendances dans une voie salutaire.

Tels ont été les médecins vitalistes de tous les temps, de toutes les époques. Ne se renfermant pas dans cette philosophie anatomique et matérialiste où l'on ne s'occupe que des symptômes et des altérations cadavériques, ils ont toujours cherché à remonter aux causes qui les produisent, causes non-seulement physiques mais aussi physiologiques et morales.

« A côté de ce malade jeté dans la prostration du typhus et dont les organes sont menacés de gangrène, voyez, dit Récamier, ce nostalgique qui se meurt, et qui, croirait-on, est au même point que le typhique : fièvre continue, dernier degré du marasme, diarrhée colliquative, etc. Mettez ces deux hommes sur une charrette pour gagner leur pays commun. Qu'est-ce donc? Voici que chaque chaos de la voiture fait presque rendre l'âme au malheureux atteint de typhus, et rend la vie au nostalgique dont la fièvre cesse, dont la face rayonne, et qui laisse sur la voiture toutes les lésions organiques qu'il aurait présentées deux jours plus tard dans l'amphithéâtre de l'hôpital. Pourquoi ? Quelle est la raison de cette étonnante différence? C'est que chez l'un c'est le système nerveux encéphalique, un système spécial qui était malade, tandis que chez l'autre c'est la vie ellemême qui était primitivement et profondément en souffrance et en travail de mort. »

Voilà le véritable praticien. Pour lui la maladie ne consiste pas uniquement dans la lésion matérielle de l'organe, mais elle trouve également sa source dans une perversion, une dégénération des mouvements vitaux de l'organisme. Aussi loin de vouloir s'attacher à la détruire sur place, dans son siége anatomique, il s'efforce de remonter aux lois de ce consensus organique dont nous avons parlé, afin de bien saisir la cause de ces troubles vitaux dans un être vivant dont toutes les parties sont liées par des rapports sympathiques et nombreux.

D'après ces diverses considérations, nous nous garderons de confondre la force nerveuse avec cette loi admirable qui prescrit au sang une marche fixe et régulière, même avant qu'il existe des vaisseaux pour le contenir, avec cette puissance qui donne aux organes la force nécessaire pour revenir d'eux-mêmes, et souvent malgré un traitement intempestif, à leur état physiologique. Oui, il est évident que ce principe ne peut être le système nerveux qui, comme le dit Burdach, naît par le fait de l'activité plastique, se développe par elle, et a constamment besoin d'elle pour déployer lui-même son activité. Mais si les fonctions nerveuses ne remplissent point l'office des fonctions vitales, comment donc présideraient-elles au développement, à l'entretien, aux altérations et aux réparations du tissu nerveux lui-même? Seraient-ce par hasard les nerfs qui transmettraient aux enfants, et souvent même à des degrés éloignés, les traits, les vertus, les vices de famille? Voyez ce qui se passe dans l'incubation? La chaleur physique développe les fonctions que l'œuf fécondé avait en puissance, et plus tard ces mêmes actions organiques entretiennent, malgré le froid extérieur, la chaleur physiologique qui a commencé avec elles. La chaleur physique produit l'action organique, mais l'action organique ne produit-elle pas à son tour la chaleur physiologique qui empêche l'organisme vivant de se refroidir dans un milieu moins chaud que lui? tant il est vrai que tout est lié dans la nature par une série de rapports où règne l'harmonie la plus saisissante! admirable disposition hiérarchique que nous rencontrons partout dans le système de la création, chaque degré inférieur servant en quelque sorte de base et de point de départ à un degré supérieur. Ainsi nous trouvons comme implantés sur la vie organique et nutritive les nerfs qui sont comme les racines de l'animalité, puis la sensibilité qui est elle-même, en quelque sorte, le piédestal de l'intelligence, ce souffle divin que nous avons reçu d'en haut.

Quand Ant. Dubois plaçait la cause du cancer dans les nerfs, il ne remontait donc pas assez haut.

« Une personne se plaignait de souffrir de vices de digestion par suite de mauvais traitements. Pressée de déterminer exactement le lieu où elle disait avoir été frappée à l'épigastre, elle avoua n'avoir pas reçu le coup qu'on lui destinait, mais qu'elle *en avait eu la frayeur*. Elle mourut d'un cancer à l'estomac. » (Récamier, *Recherch. sur le cancer*, 37e fait.)

Ce sera donc à la partie spirituelle de sa dualité confondue dans une unité mystérieuse, suivant l'expression de Bossuet, que le médecin devra s'adresser pour provoquer les efforts du malade à reconquérir librement sur ses organes l'empire que donne la force morale.

Après cette estude de bonne foy, comme dit Montaigne, qui pourrait nier les effets de cette influence, de cette puissance vitale, et, par conséquent, la part énorme de la médecine morale dans le traitement des maladies nerveuses?

Mais que dis-je? dans les maladies nerveuses. Ne la retrouvons-nous pas partout et toujours, même dans les maladies organiques?

Un malade qu'Antoine Petit avait opéré de la pierre, est atteint d'une hémorragie abondante. Le sang coulait depuis plusieurs heures quand Petit arriva près de lui. « C'en est fait de moi, s'écrie le malade, je perds tout mon sang. » Vous en perdez si peu, répond aussitôt l'habile chirurgien, que vous allez être saigné dans deux heures. » Eh bien! cette réponse ferme et consolante produisit une si heureuse influence que l'hémorragie ne tarda pas à s'arrêter. (Petit, *Méd. du cœur.*)

Tel est donc le caractère de cette force vitale qu'elle agit sur chaque organe de la manière la plus évidente par l'intermédiaire des conducteurs nerveux; aussi est-ce encore à elle que nous demanderons compte de ces lois d'intermittence qui existent pour les actes pathologiques tout aussi bien que pour les fonctions physiologiques, et sur lesquelles nous allons nous arrêter un instant.

§ 4. *Lois d'intermittence des phénomènes nerveux.*

L'intermittence fébrile a beaucoup occupé les observateurs. Bichat, dans ses Recherches physiologiques, a étudié avec un soin tout particulier l'intermittence d'action dans la vie animale, et Récamier a cherché à remonter à la véritable source de cette loi dont il a signalé la remarquable analogie dans l'état de santé et dans l'état de maladie.

Si nous interrogeons la marche des fonctions nerveuses, nulles encore dans le fœtus et qui n'ont commencé qu'après la naissance, nous les trouvons assujetties, pendant toute la durée de la vie, à des suspensions, à des rémissions ou intermissions par le retour diurne du besoin de sommeil ou de repos, chaque sens fatigué par de longues sensations devenant momentanément impropre à en recevoir de nouvelles. Ainsi, pendant le sommeil, l'oreille n'est plus excitée par les sons, l'œil se ferme à la lumière, les saveurs n'irritent plus la langue, les odeurs trouvent la pituitaire insensible. Le sommeil n'est donc que l'intermission des fonctions des sens externes, de la motilité évidente, et même du sens interne, car le cerveau lui-même fatigué par l'exercice de la perception, de l'imagination, de la mémoire, a besoin de repos pour reprendre son activité; or, cette intermittence d'action si évidente dans les fonctions de la vie de relation, ne l'est guère moins dans la marche des fonctions vitales spéciales de la vie organique, et nous les voyons elles-mêmes, quoi qu'en dise Bichat, soumises à cette même loi d'intermittence ou tout au moins de rémission. C'est ainsi qu'après avoir digéré, l'estomac se repose, qu'après chaque inspiration le poumon a besoin d'une expiration ou d'un repos, qu'après chaque systole, le cœur et ses artères ont leur diastole ou leur suspension d'action, c'est-à-dire leur court sommeil.

Le principe est donc partout le même. Depuis le simple relâchement qui, dans un muscle succède à la contraction, jusqu'à l'entière suspension de la vie animale, partout nous constatons cette loi d'intermittence. C'est là la loi physiologique en vertu de laquelle les organes vivants saturés d'action et de stimulation ont besoin de repos ou de suspension de la stimulation pour y être sensibles de nouveau. C'est la loi, dit Récamier, qui oblige l'ivrogne et le glouton à suspendre l'ingestion des boissons et des aliments, lorsqu'ils en sont saturés, et l'utérus à expulser le fruit de la conception, lorsqu'il est saturé de l'action de fournir les éléments de la nutrition intra-utérine, comme le fœtus de les recevoir tout préparés. C'est encore la même loi qui rompt la société des organes constituant l'économie animale, lorsqu'ils sont saturés d'action; l'ensemble des fonctions ne cesse que parce que chacune s'est successivement éteinte.

Mais le moral lui-même n'est-il pas en quelque sorte assujetti aux mêmes lois? Toutes les passions n'ont-elles pas leur intermittence et leur temps d'arrêt bien marqué. Voilà pourquoi l'avare est quelquefois prodigue. Le remords auquel échappe difficilement le coupable est souvent un temps d'arrêt dans le crime. Pour qui connaît le cœur humain et toutes les contradictions qu'il renferme, peut-être est-il besoin de remonter à cette loi d'intermittence pour expliquer ces contrastes étranges.

Or de cette loi d'intermittence découle en quelque sorte celle de l'habitude. Effectivement le retour périodique de la veille et du sommeil, de l'appétit des aliments et des boissons, des fonctions supplémentaires spéciales menstruelles, hémorroïdales, arthritiques, névrosiques, n'annonce-t-il pas que le corps est soumis à des lois parfois irrégulières, il est vrai, mais souvent si rigoureuses qu'il est difficile d'y méconnaître la puissance de l'habitude dont l'organisme devient l'esclave d'autant plus docile que cette habitude a vieilli davantage.

Aussi Bichat qui n'a pu méconnaître entièrement les lois de l'habitude dans la vie organique, les explique-t-il en disant que ces divers phénomènes se trouvent placés sur les limites des deux vies et participent presque autant à l'animale qu'à l'organique.

Nous ne nous arrêterons pas ici à la nécessité d'opposer à une habitude physiologique normale ou pathologique des modifications vitales nouvelles par des stimulations ou des sédations qui ramènent les mouvements organiques dans leur rectitude normale, ce serait nous écarter de notre sujet, et traiter la question des exutoires dans les maladies chroniques.

Mais ce qu'il importe surtout de ne jamais perdre de vue, c'est l'analogie remarquable que nous trouvons entre les lois physiologiques et pathologiques.

Cette analogie ressort évidemment de ce fait positif, à savoir que les actes pathologiques ont leurs lois tout aussi bien que les fonctions physiologiques. Ils ont effectivement leurs suspensions ou sédations, leurs paroxysmes, leurs exacerbations, c'est-à-dire leur sommeil spontané et accidentel, leur insomnie et leur réveil également spontané et accidentel.

C'est en vertu de cette loi que nous expliquerons cette suspension de symptômes graves pendant des mois, des années même, dans quelques maladies organiques, et à plus forte raison dans les maladies nerveuses, et, partant, nos illusions et nos déceptions si fréquentes dans l'expérimentation d'une foule de médicaments qui ne réussissent qu'entre les mains de ceux qui les vantent.

Tous les praticiens, et surtout Hunter, Abercrombie, Lallemand, ont noté ces intermittences remarquables. C'est ainsi que Zeder cite l'observation curieuse d'un malade, sujet pendant longtemps à des attaques d'apoplexies passagères, *dans les intervalles desquelles la santé était supportable*. A l'autopsie il trouva de nombreuses hydatides dans le cerveau.

Nous en sommes moins étonnés en voyant des cancers, des phthisies, ne révéler leur existence qu'à la nécropsie.

Ainsi le 7 mars 1833, le professeur Cruveilhier présenta à la Société anatomique un estomac où existait, au voisinage du pylore, une large ulcération paraissant en partie cicatrisée. Le malade n'avait offert, pendant sa vie, aucun symptôme qui pût faire soupçonner cet état pathologique.

Il ne faut pas oublier, dit Lisfranc (*Revue médicale*, juin 1830) que beaucoup de maladies, même organiques, ne révèlent leur existence, pendant la vie, par aucun symptôme.

Mais c'est là un point trop important pour ne pas y revenir. Bornons donc ici ces généralités peut-être déjà trop étendues, et entrons plus avant dans le cœur de la question en prouvant tout d'abord l'existence des maladies nerveuses.

CHAPITRE III.

Des Maladies nerveuses.

§ 1. *Existence des maladies nerveuses.*

D'après les considérations auxquelles nous nous sommes livré, il paraîtrait superflu de nous arrêter à prouver l'existence des maladies nerveuses. Quoique plus rares, il est vrai, qu'on ne le croyait jadis, les névroses n'en existent pas moins avec leur forme spéciale et caractéristique, même quand elles sont liées à des altérations organiques ou à quelques-unes de ces dispositions de l'organisme que l'on appelle *diathèses.*

Le système nerveux, en effet, recevant, comme conducteur des sensations, les impressions du dehors, doit être nécessairement stimulé, modifié selon l'état des organes et suivant le mode d'agir des causes de cette stimulation. Dès lors il est évident que les organes peuvent être parfaitement intacts, et leurs fonctions s'interrompre, se troubler ou se déranger faute d'un influx nerveux direct et suffisant. Qu'est-ce donc que cette foule de névropathies telles que les spasmes, les étouffements, la manie, l'hystérie, etc., sinon une simple disposition morbide plutôt qu'une maladie déterminée, s'il est vrai qu'il suffit de la plus légère influence pour les faire naître, comme aussi pour les dissiper, sans qu'il reste aucun vestige de leur passage, à moins, toutefois, que la surexcitation nerveuse ne soit élevée à un degré assez haut pour épuiser les sources de la vie. Car Broussais convient, ainsi que Dupuytren, que l'on peut périr par le simple épuisement de la force nerveuse, par le désordre de l'innervation

4

qui devient insuffisante pour le maintien des grandes fonctions; ce qui se comprend du reste aisément, quand on se rappelle que le système nerveux dirige, comme expression d'une unité intérieure, l'activité des organes plastiques de manière à ce que cette activité soit en harmonie parfaite avec l'ensemble de la vie.

Ainsi donc il y aura des névroses des fonctions intellectuelles, des névroses du sentiment, des névroses du mouvement, ces trois grandes fonctions pouvant être troublées séparément; enfin des névroses mixtes, plusieurs fonctions pouvant être troublées simultanément comme dans l'hystérie, l'épilepsie, etc. Mais, dans tous ces cas, les fonctions nerveuses seront le point de départ des accidents fébriles ou non fébriles qui réagissent sur les fonctions vitales, et il sera nécessaire d'appeler ces maladies *nerveuses*, parce que c'est dans le système nerveux que se montrent les phénomènes prédominants, et que c'est sur lui que devra agir le praticien, comme il doit agir de préférence sur les fonctions hématosiques et digestives, quand elles sont primitivement malades. — Exemple.

« M. P..., épicier, âgé de 36 ans, goûtant souvent ses eaux-de-vie, tomba dans un état fébrile délirant contre lequel échouèrent les saignées locales et abondantes derrière les oreilles, et les saignées des grands vaisseaux. A cette époque de la maladie, les accidents délirants étant à leur plus haut point, des bains de six minutes donnés par affusion de haut en bas avec de l'eau à 18° Réaumur, calmèrent immédiatement la fièvre et le délire, et le malade entra en convalescence. » (Récamier, *Traité du cancer*.)

N'est-il pas évident pour tout médecin qui voudra y réfléchir sérieusement, que les accidents fébriles et délirants présentés par ce malade, tenaient à une *fièvre nerveuse* compliquée peut-être d'un état pléthorique.

Voudrait-on tout expliquer par une méningite? Mais alors pourquoi cette augmentation des accidents par les saignées jusqu'au moment de l'emploi des affusions?

Du reste, il ne manque pas de faits tendant à prouver l'existence d'affections caractérisées seulement par une prédominance des troubles de l'impressionnabilité et de l'innervation, sans lésion matérielle des organes qui président aux fonctions physiologiques.

En voici un exemple remarquable que j'emprunte à J. Frank.

Apoplexie spasmodique cédant en 24 heures à l'assa-fœtida et aux révulsifs.

« Au mois de juillet 1815, je fus appelé pour une dame de Vilna, âgée de 40 ans, qui, après une stérilité de 20 ans et plus, accouchait pour la seconde fois. Elle avait pour accoucheur le célèbre docteur Niszkowski. Quoique tout chez elle fût heureusement disposé pour un accouchement naturel, il se manifesta des convulsions terribles suivies d'un état apoplectique. Son savant médecin fit aussitôt pratiquer une large saignée, mais ce fut inutile. J'arrivai sur ces entrefaites, et comme de nouvelles convulsions se manifestèrent, on tira l'enfant avec le forceps. L'accouchée, après la sortie du fœtus, passa du sommeil au délire, et la léthargie remplaça celui-ci de nouveau, au bout d'une demi-heure. La face était hippocratique, la respiration lente, sonore; les extrémités supérieures d'un froid glacial retombaient par leur propre poids lorsqu'on les soulevait; le pouls était fréquent, misérable, irrégulier. On administre des lavements d'assa-fœtida, on fait prendre cette même gomme-résine sous forme d'émulsion, on applique aux jambes des épispastiques irritants, et, par ce traitement, la malade, au grand étonnement des assistants, fut ramenée, *en 24 heures, des portes de la mort.* (Frank, *Pathol. du syst. nerv.*, t^e 3, p. 27.) »

Cette observation intéressante prouve évidemment qu'une douleur locale peut susciter une fièvre nerveuse générale avec retentissement sur l'encéphale, sans que, pour cela, l'organe cérébral soit plus enflammé que le cœur qui éprouve une palpitation devant une impression profonde, que l'œil qui, par un excès de lumière, tombe dans un état de stupeur ou d'éblouissement. Dupuytren le comprenait parfaitement quand, à l'aide de lavements de laudanum, il calmait le délire nerveux de ses amputés, de même qu'avec le musc Récamier faisait taire le délire de ses pneumoniques.

On a voulu contester l'existence des apoplexies nerveuses; cependant des observations intéressantes et recueillies par les médecins les plus compétents, mettent hors de doute ce fait important, qu'il est une forme d'apoplexie qui dépend d'une cause de nature fugace, et qui ne produit aucune altération évidente dans la substance cérébrale. Les observations d'Abercrombie, de Gendrin, de Gintrac et de bien d'autres viendraient s'ajouter à celles déjà déposées dans le domaine de l'art pour prouver que le cerveau peut suspendre ses fonctions, comme dans l'apoplexie, sans qu'il existe d'altération évidente dans son tissu et dans les vaisseaux qu'il reçoit.

Aussi, comme le fait remarquer M. Gendrin, en confondant toutes les apoplexies sous la dénomination d'hémorragie cérébrale, on donne de fausses idées sur cette maladie, on établit une théorie exclusive que la pratique ne justifie pas.

Nous nous résumerons donc en disant : Il existe bien réellement des maladies nerveuses, puisqu'une simple sensation de conscience suppose l'ébranlement du système sensitif, et que l'affection est ressentie par *le moi indivisible*, et non par aucune de ses parties séparément. De là ce triste cortége de névroses aussi rebelles dans leur guérison que la cause qui les fit naître fut violente elle-même à les produire, depuis l'individu qui voit soudain ses cheveux blanchis jusqu'à celui dont la teinte ictérique a jauni subitement la peau, ou cet autre dont le canal digestif semble partager la frayeur, jusqu'à celui qui tombe frappé d'épilepsie, de congestion cérébrale ou d'une syncope mortelle.

Parcourons, au reste, les livres de médecine, et depuis l'histoire des filles de Prætus et des femmes d'Argos qui se croyaient métamorphosées en vaches, jusqu'à ces épidémies de possédés en Allemagne et en France, XIVe et XVIIe siècles, jusqu'à ces exemples de convulsionnaires, de manies hystériques qui se présentent chaque jour à l'œil du médecin observateur, partout nous trouvons de ces affections nerveuses provoquées par une impression morale, et guéries subitement aussi par quelque secousse morale. Or il est nécessaire d'en être prévenu, si l'on ne veut commettre des fautes graves en médecine clinique.

Certes toutes ces manies qui se propagent par la force de l'imitation et qui guérissent brusquement par des méthodes perturbatrices, ne peuvent être regardées comme l'effet d'une inflammation ou d'une altération organique sensible. Quand Ambroise Paré guérissait un individu qui croyait avoir des grenouilles dans le ventre en le purgeant, et en jetant furtivement des grenouilles dans le vase de nuit, il n'existait assurément chez ce malade aucune altération des méninges ou de l'encéphale. Il en était sans doute de même chez cet autre malade qui croyait toujours avoir froid et que Zacutus guérit en le couvrant d'une peau de laine imbibée d'alcool et en y mettant le feu. Le malade fut bien forcé de crier qu'il avait chaud.

Un médecin de Saint-Maurice, dans le Valais, a observé, il y a quelques années, une manie semblable à celle des filles de Milet. Les exhortations du curé du lieu en arrêtèrent immédiatement les funestes effets.

Tout dernièrement encore on lisait dans l'*Union médicale* la relation d'une épidémie d'hystéro-démonopathie, par M. le docteur Constant. Tout traitement aggravait singulièrement la situation des pauvres malades, et l'envoi d'une brigade de gendarmerie mit heureusement fin à cette triste épidémie qui menaçait de s'étendre et de se prolonger.

Tous ces faits prouvent évidemment que la folie n'est pas nécessairement liée à l'altération de la substance grise, comme on a cherché à l'établir, et que le médecin préoccupé d'une inflammation du cerveau ou de ses méninges, a dû plus d'une fois commettre des erreurs préjudiciables soit en prodiguant les saignées et les sangsues sans nécessité, soit en appliquant inutilement des cautères, des moxas et des sétons et en affaiblissant les malades par une diète trop débilitante. C'est en présence de faits semblables que l'on s'étonne moins de voir M. le professeur Malgaigne demander en pleine Académie des observations probantes en faveur de l'utilité de ces moyens énergiques prodigués à tout propos par certains praticiens, et souvent même à l'occasion de simples névroses qui auraient guéri d'elles-mêmes. N'est-ce pas, pour me servir d'une expression de Voltaire, employer de l'artillerie à la destruction d'une chaumière.

Tous les médecins, au reste, sont d'accord sur l'existence des maladies nerveuses; mais le point sur lequel ils diffèrent généralement, c'est sur la manière de les interpréter, de les classer, d'en concevoir le caractère spécial. Ainsi tandis que les uns ont voulu ramener à des bases fixes, matérielles tout ce qui appartient à un trouble fonctionnel du système nerveux, d'autres ont voulu tout expliquer par l'irritation, et d'autres enfin par la chloro-anémie. M. J. Guérin s'est placé, selon moi, à un point de vue plus élevé en indiquant la notion étiologique mieux comprise et mieux appliquée à l'étude des maladies nerveuses, comme un point de départ plus fécond en applications pratiques.

Entrons donc dans quelques considérations qui pourront nous guider dans l'étude que nous nous sommes proposée et commençons par la médecine organique qui, ayant pris pour base les altérations cadavériques au lieu des modifications qui les déterminent, n'a vu dans ces phénomènes morbides qu'une représentation de ces lésions.

§ 2. *Maladies nerveuses rapportées à une lésion des nerfs de de la moëlle épinière.*

Quelqu'incertaine que paraisse la détermination du siége des maladies nerveuses, néanmoins l'esprit de système a voulu l'établir d'une manière définitive, et, pour cela, il s'est appuyé sur les lésions organiques comme le dernier point auquel l'observateur puisse s'arrêter.

« Sous ces dénominations concrètes et équivoques de maladies nerveuses, névroses, névralgies, se cachent traîtreusement une foule de lésions diverses desquelles peuvent surgir des apparences morbides identiques, de même qu'une seule lésion organique peut engendrer les appareils phénoménaux les plus divers, écrivait le professeur Forget (*Bulletin de thérapeutique*, t. 18, p. 255). Ouvrez, ajoutait-il, nos modernes ouvrages de pathologie, et vous serez effrayés de la série des lésions matérielles qui peuvent donner lieu à l'ensemble de phénomènes symptomatiques groupés sous les noms d'épilepsie, de convulsions, de paralysie, etc. »

A la bonne heure; mais nous répondrons à Forget avec M. le professeur Andral qu'une foule de faits nous force à reconnaître que le scalpel seul est loin de nous donner la clef de tous les problèmes de notre science.

Ainsi, nous savons que dans les maladies aiguës avec réaction vasculaire ou fébrile, souvent un état nerveux des plus violents décide une mort rapide comme si la moëlle épinière et le cerveau étaient profondément altérés, sans qu'il en existe aucune preuve à la nécropsie, ce qui doit nous porter à conclure que fréquemment ces états organiques dont les traces sont visibles après la mort, et qui auraient acquis une plus grande importance, si la maladie avait eu plus de durée, loin de la constituer, n'en sont qu'un effet secondaire.

Prenons pour exemple l'épilepsie. — Esquirol présenta à la Faculté de médecine de Paris un mémoire sur l'épilepsie, dans lequel il annonçait qu'après avoir examiné le corps de quinze personnes mortes d'épilepsie, il avait trouvé chez *toutes* la moëlle de l'épine malade. Mais on se tromperait grandement si on se basait sur ces lésions trouvées après la mort, pour attribuer à une affection du rachis la cause de l'épilepsie. Ainsi on opposerait à Esquirol les observations publiées par Hufeland (*Journal de méd. prat.*, août 1820) où l'on voit que dans la Courlande l'épilepsie est fort commune, particulièrement parmi les *Lettes*, gens fort poltrons. La frayeur les dispose beaucoup à cette maladie à laquelle ils ont déjà de la propension soit par hérédité, soit par l'abus qu'ils font des liqueurs spiritueuses. Le zinc, la noix vomique, la valériane réussissent entre les mains des médecins du pays, pourvu que *l'affection soit récente.*

Il suffirait, au reste, d'opposer Esquirol à lui-même. Une femme observée par cet habile médecin devint épileptique après une *frayeur*, ses accès reparurent tous les deux ou trois jours avec une grande violence pendant *trois ans;* elle tomba alors dans le coma après une attaque, et mourut en cinq jours. La glande pituitaire contenait un kyste rempli d'un fluide brun rougeâtre, et des hydatides de différents volumes furent trouvées dans le fourreau de la moëlle épinière, dans toute son étendue.

Sans doute il était naturel d'attribuer à la frayeur le *début* de ces accès épileptiques; mais le désir bien légitime, du reste, d'établir sur des bases positives la pathogénie des maladies a fait plus d'une fois perdre de vue l'état morbide général, la diathèse et les rapports sympathiques fondés sur la loi d'association ou de dissociation des organes, dans l'ardeur avec laquelle on soutenait que tout désordre fonctionnel suppose nécessairement un désordre matériel. Et voilà comment d'habiles médecins ont été conduits à rattacher à une maladie de la moëlle épinière beaucoup de maladies nerveuses et spasmodiques. Ainsi Hoffmann, dans son traité *de Morbis discernendis*, a cherché à établir une distinction entre l'épilepsie et les convulsions. Il attribue la première de ces maladies à l'affection des membranes du cerveau, et la seconde à celle des membranes de la moëlle épinière. Ludwig, discutant la même doctrine, attribue plusieurs affections hypocondriaques et hystériques à l'irritation de l'origine des nerfs intercostaux, et il explique les affections des poumons, du larynx, etc., dans ces cas, par la connexion de ces nerfs avec le nerf vague.

Lieutaud prétend que toutes les affections convulsives dans lesquelles la parole n'est pas gênée dépendent de la moëlle épinière, et il cite le tétanos pour exemple. La même doctrine est adoptée par Borsieri, Fernel, Belfinger (*De tetano*). Portal suppose qu'une légère pression sur la moëlle épinière produit les convulsions, et une plus forte la paralysie, et il établit qu'on détermine le passage de l'une à l'autre par l'augmentation graduelle de la pression.

Frank suppose que plusieurs cas de dyspnées viennent d'une maladie qui a son siége à l'origine des nerfs phréniques, et Portal a considéré la difficulté de parler et d'avaler comme dépendant fréquemment d'un engorgement dans la portion cervicale de la moëlle épinière.

Mais je renvoie, pour me borner, à J. Frank (*Pathol. des maladies nerv.*, t. III, p. 200 et suivantes), et je me range entièrement à l'avis d'Abercrombie quand il dit (*Malad. de l'Encéphal.*) que dans l'état actuel de la science, ces doctrines, quoique ingénieuses, ne peuvent être considérées que comme des conjectures.

S'il est facile, en effet, de rapporter des cas dans lesquels des symptômes semblables à ceux de la chorée et du tétanos paraissaient liés à des lésions de la moëlle épinière, il ne serait pas moins aisé de citer un grand nombre de faits entièrement négatifs. — C'est ainsi que le docteur Gendrin assure avoir examiné avec le plus grand soin les organes de deux sujets morts du tétanos idiopathique, sans avoir rencontré dans le cerveau, la moëlle épinière et leurs annexes, dans les nerfs ganglionnaires et les principaux troncs nerveux, aucun désordre appréciable.

De là tant de déceptions après un enthousiasme exagéré; de là le découragement des uns qui, à la vue d'une lésion organique au-dessus des ressources de l'art et de laquelle ils faisaient dépendre tous les symptômes, ont cru à l'impuissance de la thérapeutique, et cette confiance illimitée des autres dans une médication révulsive exagérée, grâce à quelques succès obtenus à l'occasion de maladies nerveuses qu'on croyait fermement liées à une lésion de la moëlle épinière.

Dans ces formes si variées de maux de nerfs, dans ces névropathies où prédominent les troubles de la digestion, puis de la nutrition, les lésions organiques lentement introduites fixent seules l'attention du praticien. Il prend alors pour le résultat d'une irritation locale ce qui n'a été longtemps qu'une affection purement nerveuse, et l'autopsie, ne dévoilant que les altérations organiques, enseigne à les regarder comme la cause de tous les phénomènes aperçus, ainsi que le professeur Ribes en a fait la remarque.

De plus, on oublie la tendance des accidents nerveux à se remplacer les uns par les autres, à subir les métamorphoses les plus variées, et, ce qui est plus grave, à se transformer même en maladies organiques. Heutin (*Journal de Hufeland*), rapporte qu'une femme affectée de névralgie faciale mourut d'un cancer, alors qu'elle se croyait guérie. Hartmann cite une femme qui se portant bien depuis un an qu'une douleur nerveuse avait disparu, succomba à un ascite. La prosopalgie étant du nombre des maladies périodiques; il faut éviter, dit à cette occasion Frank (*Path. du syst. nerv.*, pag. 295.), de regarder comme guéris les malades qui, délivrés de la prosopalgie, tombent bientôt dans une maladie plus grave. Ces faits importants et qui ont dû frapper tous les praticiens, n'avaient point échappé à Lorry qui nous dit : « *In hisce morbis sive animi pathema eos induxerit, sive foveat jam natos atque crudeliter immutaverit, semper ad capitis arcem, ad cerebri functionnes malum delabitur, et illos siciùs aut tardiùs impetit.* »

Aussi avec son admirable talent d'observation, Broussais s'aperçut promptement que la pathologie ne pouvait se déduire de l'anatomie pathologique, utile, sans doute, comme complément de la science médicale, mais n'étant, en définitive, qu'un des éléments du véritable diagnostic, et qu'il existait des *modificateurs susceptibles de produire la lésion vitale antérieure* à toute altération organique. Or, ces *modificateurs,* il les trouva dans l'inflammation qui tend plus ou moins promptement à la désorganisation ; dans l'irritation d'un moindre degré, mais qui peut prendre tous les caractères de l'inflammation, par un surcroît d'irritation ; enfin, dans la subinflammation.

Et, dès lors, par l'irritation, on expliqua tous les désordres fonctionnels quels qu'ils fussent ; car, *il n'y avait plus que l'irritation à étudier dans l'économie.* (*Annal. de Méd. physiol. juin* 1826.)

Voyons donc, dans le paragraphe suivant, ce qu'il y a de vrai dans ce système.

§ 3. *Maladies nerveuses rapportées à un état inflammatoire*

Certainement un des plus grands titres de gloire attachés à la mémoire de Broussais, sera toujours d'avoir fécondé les grandes vues de Bichat en démontrant que c'était l'organisme qu'il fallait étudier, et non une collection de symptômes.

Il prouva, en effet, qu'une foule de phénomènes regardés généralement, avant lui, comme liés à un état de faiblesse, d'inertie des organes digestifs, pouvaient dépendre, au contraire, de la désorganisation phlogistique d'un ou de plusieurs viscères.

C'est ainsi que nous lisons dans le Traité des phlegmasies chroniques, des observations fort intéressantes de malades traités comme étant atteints d'hypocondrie, de dyspepsie essentielle, d'obstructions, et qui périssaient avec des désordres effrayants dans les organes de la digestion.

Les observations de Huxham, le *Journal de Hufeland*, prouvent assez que l'on confondait souvent avec des affections nerveuses des maladies cérébrales et intestinales.

Néanmoins, il est bien certain, ainsi que nous l'avons déjà démontré, qu'un simple trouble de fonctions n'implique pas toujours comme point de départ un état de phlogose ou d'hypérémie, et Broussais reçut de la médecine pratique plus d'enseignements que ne lui en donnèrent jamais les luttes et les discussions qu'il eut à soutenir si longtemps, car la pratique est l'épreuve des systèmes. Et d'abord ce fut sur le terrain des diathèses qu'il fut attaqué avec autant d'habileté que de succès par des médecins tels que Récamier, Bretonneau, Andral, etc.

On peut lire, à ce sujet, dans la clinique médicale du professeur Andral quelques observations intéressantes et qui prouvent d'une manière péremptoire que si l'irritation est un phénomène propre à un grand nombre d'affections, il s'en faut néanmoins beaucoup qu'elle en soit toujours la cause, le principe. Il en est une, entr'autres, où M. Andral raconte toutes les péripéties d'une maladie qui, malgré tous ses soins et ceux de deux confrères distingués, faisait d'effrayants progrès. Depuis plus de quatre mois des vomissements journaliers avaient lieu, et le lait d'ânesse était la seule boisson nutritive qui pût être encore digérée.

« On désespérait, dit-il, de pouvoir suspendre plus longtemps la marche de cette déplorable affection, lorsqu'un jour la malade se plaignit d'une chaleur incommode à la gorge et d'une difficulté d'avaler. L'inspection des parties fit découvrir sur la paroi postérieure du pharynx une ulcération peu large et arrondie, dont l'aspect se rapprochait assez de celui des ulcères syphilitiques ; il n'existait aucun autre symtôme vénérien. On se demanda alors s'il n'était pas possible d'admettre que l'affection de l'estomac qui allait entraîner la malade au tombeau fût due à un vice syphilitique? Quelque hasardeuse que fût cette idée, je m'y attachai parce que c'était la seule chance de salut qui restât encore à la malade. Je conseillai, en conséquence, l'usage des pilules mercurielles dont chacune contenait un 8e de grain de deutochlorure de mercure. Je fis commencer par une pilule qui fut prise le soir ; je les fis augmenter une par une, moitié le matin, moitié le soir, jusqu'au nombre de six seulement. Je faisais boire le matin quelques tasses d'eau d'orge coupée avec du lait que la malade ne vomissait pas toujours : ce traitement fut continué quarante jours.

» Dans les premiers temps, aucune amélioration sensible n'eut lieu; mais, du moins, est-il certain que le mercure introduit dans l'estomac n'aggrava point les accidents gastriques, et que l'état de la malade n'empira pas. Vers le 28e jour, les vomissements devinrent moins fréquents, l'estomac put digérer un peu mieux, les forces semblaient se relever, la teinte de la face était moins plombée. Du 30e au 40e jour l'amélioration ne put être révoquée en doute; elle était surtout marquée par la rareté des vomissements. Encouragé par ce succès j'associai alors à ce traitement l'usage des frictions : on frictionna d'abord tous les trois jours, puis tous les deux jours, les extrémités inférieures avec un gros seulement d'onguent mercuriel double. Après la 12e friction l'état de la malade n'était plus reconnaissable. Les vomissements avaient cessé, les aliments pouvaient être introduits sans douleur dans l'estomac, la région épigastrique était souple, indolente; la peau avait perdu son aridité; le visage reprenait sa fraîcheur, et bientôt la malade recouvra toute la plénitude de sa santé. »

Ce sont là des observations qui prouvent évidemment qu'une surexcitation nerveuse peut tenir à bien d'autres causes qu'à un état inflammatoire, et que quand la cause nerveuse, d'invisible qu'elle était, se réalise en se localisant dans un appareil, dans un organe, dans un tissu élémentaire, les congestions, les inflammations qui en résultent, ne sont que des effets, et que, par les émissions sanguines on ne combat que des phénomènes secondaires, sans s'adresser en aucune manière à la cause qui les a produits. D'ailleurs Broussais le reconnait lui-même quand il dit que la gastrite peut être longtemps précédée d'une susceptibilité nerveuse, et déjà maladive du canal digestif, que la tristesse est une des causes de la phthisie pulmonaire. Or, cette disposition n'est réellement pas inflammatoire, et, avant de le devenir, elle peut donner lieu, comme l'a remarque le docteur Ferrus, à des accidents intenses et nombreux. Mais l'entraînement des esprits vers les causes matérielles était alors trop fort pour qu'on s'arrêtât à des considérations si judicieuses. Cependant une doctrine qui rapportait à l'inflammation des formes morbides si diverses et si singulières, pouvait-elle résister à la réflexion et à l'examen? Non, sans doute. Aussi succomba-t-elle; mais après une lutte brillante, longue et opiniâtre; mais après avoir modifié, jusqu'à un certain point, la théorie de ses adversaires, même les plus redoutables. C'est qu'elle était défendue par l'un des médecins les plus remarquables de notre époque, et qu'elle avait en sa faveur des vérités incontestables.

Si nous considérons, effectivement, que l'inflammation se glisse presque partout soit comme cause, soit comme effet, soit comme complication accidentelle; si nous réfléchissons qu'en raison de l'union intime qui existe entre les systèmes vasculaire et nerveux, et de l'action réciproque de la substance nerveuse sur le sang, et du sang sur la substance nerveuse, rapport si intime que Haller définissait le tempéramment, *mixtura quædam nervorum et sanguinis*, l'hypersthénie vasculaire accompagne généralement l'hypersthénie nerveuse, serons-nous étonnés de la vogue et de la célébrité de la doctrine physiologique?

Cependant un des grands admirateurs de la médecine physiologique, un homme d'un esprit ingénieux et d'un talent supérieur, M. le professeur Bouillaud, ne partagea pas les idées de Broussais relativement aux névroses. Déplorant l'obscurité qui règne sur divers points de l'histoire des maladies nerveuses, il se livra à de nouvelles investigations, et crut pouvoir établir que, dans beaucoup de cas, leur point de départ réside dans une altération des liquides, et il leur donna par conséquent pour base la chloro-anémie. Voyons donc si M. Bouillaud a été au fond des choses, et si sa théorie est à l'abri de toute objection.

§ 4. *Maladies nerveuses rapportées à la chloro-anémie.*

En examinant avec soin l'ordre de causalité des phénomènes nerveux, et en raison même de cette analogie si remarquable entre les systèmes nerveux et vasculaire, on se demanda bientôt si, comme le prétendait Broussais, une névrose n'était bien réellement qu'une irritation sympathique transmise par un organe ou un tissu enflammé au système nerveux cérébro-spinal.

Sans doute on ne peut disconvenir qu'en vertu de cette loi éternellement vraie de l'organisme vivant : *ubi stimulus, ibi fluxus*, le sang appelé avec violence par une stimulation quelconque, se précipite soit vers le cerveau lui-même, comme point plus immédiatement excité, soit vers d'autres organes dont la sensibilité particulière se trouvait déjà plus exaltée, et que ce ne soit une source féconde de congestions, d'hémorragies et, par conséquent, de troubles fonctionnels; mais à côté de cette loi il y en a une autre constatée par l'observation, et non moins vraie que la première, c'est qu'il existe une similitude remarquable de symptômes dans des conditions opposées, comme pour justifier ce vieil adage: *les extrêmes se touchent.* Et, en effet, en raison même de cette influence réciproque des systèmes vasculaire et nerveux, il doit toujours exister, pour la juste harmonie des fonctions et le maintien de la santé, un équilibre parfait entre les nerfs et le sang. Or, qu'il y ait prédominance ou *diminution des globules sanguins*, l'équilibre sera rompu, car, dans ce dernier cas, il y aura une cause moindre d'excitation vers le cerveau, et un affaiblissement d'action dans les muscles extérieurs. De là ces vertiges, ces tintements d'oreille, ces dérangements dans la vision, la cécité avec dilatation des pupilles, symptômes en tout semblables à ceux qui précèdent la congestion cérébrale ou l'apoplexie.

Les observations les plus remarquables à ce sujet sont celles du docteur Kellie de Leith, publiées dans les transactions de la Société Médico-Chirurgicale d'Edimbourg, t. 1er. Outre les expériences qui y sont rapportées sur des animaux saignés jusqu'à la mort, ce travail contient des faits et des remarques d'un grand intérêt. Dans quelques-unes de ces expériences, les veines superficielles du cerveau étaient à la nécropsie tellement distendues par le sang, qu'un écrivain n'a pas craint d'établir ce paradoxe : « Que les animaux qui meurent d'hémorragie, périssent d'apoplexie. »

Depuis longtemps, au reste, le raisonnement avait conduit à établir comme très-probable la nécessité d'un certain équilibre dans la circulation du cerveau pour l'accomplissement normal des fonctions de cet organe, puisqu'un état anémique peut occasionner les mêmes troubles nerveux qu'un état hypérémique. Ainsi Boërhaave (*De Morbis nervorum*, pag. 652), Pezole (*Dissert. de Apoplexiâ ex inanitione*), Frédér. Hoffmann (*Apoplexie par abus des plaisirs vénériens*), et enfin l'observation clinique constatent effectivement certains états pathologiques du cerveau, dans lesquels la masse du sang paraissant réduite à la petite quantité strictement nécessaire pour la continuation de la vie, les malades se plaignent néanmoins encore de céphalalgie, de violents battements de tête, de vertiges, de confusion dans les idées, symptômes parfois difficiles à distinguer de ceux de l'apoplexie *inflammatoire*.

De tout temps ces phénomènes avaient fixé l'attention des médecins comme le prouvent ces aphorismes : *Sanguis nervorum moderator : sanguis nervos frænat;* mais c'est grâce aux recherches de M. le professeur Bouillaud que l'on tire aujourd'hui un admirable parti du sthétoscope pour apprécier d'une manière exacte et positive les symptômes nerveux dûs à la choro-anémie. C'est lui, en effet, qui, le premier, a signalé à l'attention des médecins ces bruits anormaux et variés que font entendre les grosses artères explorées à l'aide du sthétoscope. Cependant comme en médecine surtout, il n'y a pas de loi sans exception, M. Bouillaud a dû se tromper plus d'une fois en attribuant à la chloro-anémie des phénomènes dépendant d'une cause plus élevée, car il importe de distinguer les cas où la chloro-anémie est réellement la source de tous ces troubles fonctionnels connus sous le nom de névroses, de ceux où le sang n'a lui-même perdu ses qualités vivifiantes que par suite d'une influence nerveuse due à la sensibilité morale.

Et, pour en appeler à M. Bouillaud lui-même, je citerai l'exemple d'une jeune personne chez laquelle l'exploration attentive des artères carotides et sous clavières ne lui laissèrent aucun doute sur la nature d'une affection qu'il rapporta, comme moi, à une chloro-anémie. Malgré le quinquina, les ferrugineux, l'hydrotérapie, et un régime hygiénique convenable, cette jeune personne continuait néanmoins à éprouver des vertiges, des douleurs de tête, des défaillances, des palpitations, une sensation pénible à la région précordiale, etc. La persistance de cet état inquiétait avec juste raison la famille qui, jusqu'alors, s'était opposée au désir de cette jeune personne d'entrer aux carmélites. Néanmoins, à force d'instances, elle obtint ce qu'elle souhaitait depuis bien longtemps. Eh bien! une fois au couvent, elle voulut s'astreindre à toute la sévérité de la règle qui ne permet, en aucun temps, l'usage de la viande, et pourtant deux mois à peine écoulés, et elle avait déjà recouvré son embonpoint et sa fraîcheur d'autrefois. Ainsi donc il est permis d'admettre, au nombre des causes de l'épuisement de la force nerveuse, non-seulement la chloro-anémie, mais aussi le chagrin, la nostalgie et les passions tristes de l'âme pour *lesquelles la médecine morale est le meilleur de tous les toniques.* Or, en partant de ce principe, il est aisé de voir que l'on trouve, en dehors de la pharmacopée, des corroborants, des sthénoplastiques qui ne stimulent pas moins heureusement que le fer, le quinquina, et tous les toniques, les opérations formatrices, en leur imprimant une direction heureuse et régulière.

Chacun sait, dit avec raison le docteur Durand Fardel, combien de fois le fer, cet agent précieux, ce spécifique apparent de la chlorose, cède le pas aux changements hygiéniques, *à de simples conditions morales.*

« Une jeune personne, parvenue à l'époque de la menstruation, éprouva des symptômes de pléthore locale et générale qui firent juger la saignée nécessaire. Son emploi répété détermina une grande faiblesse et une décoloration de la peau. Cet état fut pris pour de la chlorose et traité en conséquence. La jeune malade fut obligée de garder le lit. Elle ne pouvait se lever sans perdre connaissance. Tous les remèdes furent cessés; *il y avait un an qu'on la traitait.*

» Sur l'avis d'un autre praticien, elle fut envoyée à la campagne, et, sous l'influence d'un air pur, d'une bonne nourriture, les forces revinrent. Elle put quitter le lit. Trois mois s'étaient à peine écoulés depuis son séjour à la campagne qu'elle avait recouvré la santé. (Brierre de Boismont, *Ouvrage sur la Menstruation*, p. 204.) »

Les indications thérapeutiques, on le voit, ne sont donc pas toujours si faciles à remplir, elles sont quelquefois multiples, et c'est alors qu'il faut les peser, les comparer entre elles, en apprécier l'importance relative. De là tant de difficultés sur lesquelles nous insisterons de nouveau, car il ne convient pas d'être plus affirmatif dans un livre qu'au lit du malade, comme l'a dit avec raison M. Andral.

CHAPITRE IV.

Etiologie des maladies nerveuses et de son importance.

De l'étude à laquelle nous nous sommes livré ressort évidemment pour le médecin la difficulté, dans certains cas, du diagnostic des maladies nerveuses, et l'importance, pour la juste appréciation des agents thérapeutiques, de remonter aux causes qui déterminent les phénomènes nerveux.

« Nous trouverons, dit Condillac, la source de nos erreurs dans l'habitude où nous sommes de raisonner sur des choses dont nous n'avons point d'idée, ou dont nous n'avons que des idées mal déterminées. » Il suffirait, pour prouver la justesse de ces réflexions, de jeter un coup-d'œil sur l'histoire de la médecine et de voir à quelles erreurs s'est laissé entraîner l'esprit de système dans l'emploi et dans la dénomination des médicaments; aussi la matière médicale a-t-elle été influencée tour à tour par ceux qui ont dominé en médecine. Et aujourd'hui même encore, après deux mille ans d'informations et d'efforts, lorsque l'on proclame de tous côtés le perfectionnement de l'art médical, croyons-nous de bonne foi que le doute et l'incertitude ne planent plus, comme jadis, sur les vastes domaines de la médecine, et que nous sommes désormais à l'abri de ces erreurs que nous reprochons avec tant d'amertume à nos devanciers!

§ 1er. *Sa nécessité en raison des difficultés du diagnostic.*

Déjà nous avons vu combien de difficultés présente la séméiotique des maladies nerveuses, et à mesure que nous avancerons dans ce travail nous en serons de plus en plus convaincus. Nous citerons, en effet, des observations prouvant que sous des apparences uniformes se cachent parfois des maladies essentiellement différentes, et que, réciproquement, des symptômes différents peuvent néanmoins provenir d'un seul et même état maladif.

C'est donc une raison pour ne pas s'obstiner à fonder exclusivement la séméiotique des affections nerveuses soit sur l'examen de l'organe malade, soit sur l'irritation sanguine, soit sur la diathèse, tous ces éléments ayant besoin d'être connus et bien appréciés, vu l'insuffisance de chacun d'eux en particulier. C'est souvent, en effet, de l'oubli de cette juste pondération que sont nées toutes les erreurs des systèmes exclusifs en médecine : ce qui justifierait ce mot de d'Alembert à une dame qui lui demandait ce que c'était qu'un système : — « Un système, madame, répondit-il, c'est un fagot d'idées bien liées, bien arrangées. »

Aussi, comme le dit Ribes dans son excellent *Traité de l'Anatomie pathologique, dans ses Rapports avec les maladies* (t. Ier, p. 3059), « ce n'est qu'à l'aide de l'analyse que le médecin conciliera les observations vagues des anciens avec celles des solidistes du jour, et trouvera partout un peu de vérité qui échappe à l'homme prévenu et superficiel. Il expliquera naturellement avec nous pourquoi les premiers avaient désigné deux viscères, le foie et la matrice, comme origine de deux grands genres de mobilité nerveuse, compris sous la dénomination d'hypocondrie et d'hystérie; pourquoi Lorry et d'autres modernes signalèrent le cerveau comme un troisième organe dont les modifications pathologiques donnaient également naissance à ces formes bizarres de mobilité nerveuse; comment Whit et plusieurs autres avaient appelé l'attention du côté de l'épigastre, avant que Pujol, Broussais et l'école physiologique missent, dans les affections chroniques des organes abdominaux, la cause de ces maladies. » Le centre épigastrique, en effet, entretient d'intimes rapports avec le centre encéphalique. Là vient retentir l'effet des passions, de là partent les stimulations qui réagissent fortement sur l'axe cérébro-rachidien. « Le principe de tous mes maux est dans mon ventre, écrivait à Pinel une dame affectée de gastralgie, il est tellement sensible que peine, douleur, plaisir, en un mot toute espèce d'affections morales ont là leur principe. Un seul regard désobligeant me blesse cette partie si sensiblement affectée que toute la machine en est ébranlée; je pense par le ventre si je puis m'exprimer ainsi. »

Que le praticien n'oublie donc jamais que les affections nerveuses revêtent une grande variété de formes, et que souvent leur nature est excessivement obscure : *Experientia fallax, judicium difficile*, dirons-nous à ce sujet avec Hippocrate : et, à l'appui de cet aphorisme, qu'il me soit permis de citer deux observations qui prouveront que les médecins, même les plus habiles, ne sont point à l'abri de ces erreurs si faciles à commettre quand il s'agit du diagnostic des maladies nerveuses, alors surtout qu'il se trouve des éléments complexes.

1° Une dame de quarante ans, après divers accidents hystériformes, perdit un beau jour la parole. Des symptômes assez graves s'étant alors manifestés du côté du larynx et de la poitrine, un traitement énergique fut employé sans aucun résultat avantageux. Bientôt la déglutition devint extrêmement pénible ; de l'enrouement, de la dyspnée, de l'oppression aggravèrent cet état qui inspira des inquiétudes assez sérieuses pour que la malade crût devoir aller consulter le professeur Trousseau. Après un examen sérieux, ce praticien porta un pronostic peu rassurant. Encore bien qu'il ne trouvât pas dans les poumons de signes de phthisie bien caractérisés, il écrivit qu'il fallait souvent ausculter la poitrine *avec une oreille bien fine*, et se tenir prêt à pratiquer la trachéotomie, le cas échéant.

Sur ces entrefaites, appelée en Belgique pour son fils tombé gravement malade dans un collége de jésuites, cette dame, très-impressionnable, éprouva beaucoup de fatigues, beaucoup de secousses physiques et morales.

A son retour, six semaines après, l'aphonie était la même : la toux, la dyspnée, etc., ne s'étaient nullement modifiées, et il survint même une fièvre assez forte pour laquelle elle fut saignée et purgée. — Eh bien ! *huit jours après*, tous les accidents avaient disparu; cette dame dont la voix était revenue tout à coup n'éprouvait plus ni toux, ni oppression, ni lassitude, et cette amélioration subite ne s'est jamais démentie depuis.

2° Une jeune dame de vingt-deux ans qui avait déjà perdu deux sœurs de la poitrine, éprouvait, depuis ses couches, une petite fièvre irrégulière qui ne cédait à aucun moyen. Quoique sa santé ne parût pas compromise et que toutes les recherches du côté de la poitrine fussent négatives, néanmoins ces petits accès de fièvre qui revenaient sans cause, un ennui qui n'avait point de raison, ne laissèrent pas que de tourmenter la famille et le médecin. Elle partit donc pour Paris et alla se confier aux soins de M. le docteur Gendrin dont l'habileté est bien connue. Après avoir examiné cette jeune malade avec l'attention la plus scrupuleuse, ce praticien assura qu'il n'existait aucune lésion organique, et que c'était une simple névrose. Le traitement ordonné, furent des promenades, les spectacles, la distraction et l'hydrotérapie.

Hélas! après quinze jours de ce traitement, il se déclara une petite toux et quelques accès de fièvre qui inquiétèrent vivement les parents. Le docteur Moissenet fut invité à se réunir à M. Gendrin, et, après de nouvelles recherches, on finit par découvrir des signes de tuberculisation.

Deux mois après, cette intéressante malade revenait dans sa ville et succombait aux suites d'une phthisie pulmonaire et mésentérique.

De ces observations nous conclurons naturellement qu'il n'est pas toujours si aisé de résoudre les difficultés du problème médical. Si elles doivent nous mettre en garde contre les fièvres lentes nerveuses idiopathiques des auteurs, elles ne nous feront pas non plus perdre de vue le caractère nerveux qu'elles ont pu revêtir au début. Ainsi M. Andral admet que beaucoup de cancers d'estomac peuvent reconnaître pour origine de simples émotions morales, et que des vomissements calmés par des opiacés dans les premiers temps de leur existence, et semblant être purement nerveux, changent plus tard de caractère et deviennent symptômatiques d'une véritable altération matérielle, comme nous l'avons prouvé nous-même.

Les erreurs des grands praticiens sont instructives en ce qu'elles prouvent toute l'attention que nous devons apporter quand il s'agit d'interpréter les variétés nombreuses présentées par les affections nerveuses, et l'état des organes sur lesquels elles portent leur influence. Ainsi Bretonneau dut-il se répentir d'avoir dit à une pauvre malade qui lui faisait probablement une trop longue énumération de ses souffrances : « Madame, ce que je plains le plus, c'est votre mari ; » car dix-huit mois plus tard elle était enlevée par un cancer de l'utérus.

Peut-être n'existait-il encore au début qu'une névrose ou une névralgie, ce qui expliquerait, sans les justifier, ces paroles un peu dures de Bretonneau. Un chirurgien qui n'assista qu'à la dernière phase de la maladie, traita à son tour avec sévérité notre honorable confrère. Quoi qu'il en soit, des faits semblables ne doivent pas être perdus pour le médecin. Qu'il se rappelle cette parole de l'Évangile : « L'homme ne vit pas seulement de pain » et il saura que, lui aussi, il doit, comme l'apôtre, distribuer cette nourriture de l'esprit aux cœurs souffrants, et à ces organismes usés par les chagrins et la maladie.

§ 2. *Importance des diverses conditions étiologiques.*

Les faits que nous venons de citer en démontrant l'incertitude et l'obscurité qui entourent encore une foule d'affections, prouvent évidemment l'importance que doit attacher le praticien à l'étude des conditions sous l'influence desquelles se développent les maladies. Car, comme l'a remarqué Broussais, pour qu'un organe cesse de souffrir, il faut d'abord savoir comment il est devenu malade.

Quelle différence, en effet, pour le diagnostic médical de même que pour le pronostic et le traitement, entre la plus atroce céphalalgie purement névralgique, et une céphalalgie médiocre que les circonstances pathologiques peuvent faire rapporter à une méningite! Quelle différence entre les vomissements les plus opiniâtres dûs au spasme de l'estomac, ou à la surcharge saburrale de cet organe, et les petites vomituritions qui sont le prélude d'une affection organique!

Quand on lit l'ouvrage si remarquable d'Abercrombie on est étonné de voir dans combien de cas tous les désordres pathologiques se sont trouvés limités à la tête, bien que plusieurs des symptômes les plus prononcés parussent liés à une affection de l'estomac. Ce qui prouve, comme le disait Récamier, qu'il y a dans la discussion des faits une gradation qui dresse en médecine un sophisme en face de toute intelligence observatrice, et malheur à l'homme de l'art qui ne s'en dégage pas.

Voici un sujet saisi d'une pneumonie qui, pour plusieurs, sera la cause de tous les accidents qu'éprouve le malade. Mais le véritable médecin se demandera toujours à quelle occasion est survenue cette pneumonie, sous quelle influence et quels désordres consécutifs peut produire cette inflammation. Et pour nous convaincre de l'importance de ces graves questions, entrons dans une salle de clinique. Que voyons-nous? Chez l'un, la maladie disparaît par la saignée; chez l'autre, elle cède à un émétique; chez un troisième elle obéit à un vésicatoire. Chez le scorbutique, elle va disparaître avec du vin de Bordeaux, comme elle cède aux préparations de quinquina quand elle est sous la dépendance d'un type intermittent qui la réveille périodiquement, ou aux préparations ferrugineuses chez les anémiques, aux préparations mercurielles chez les syphilitiques. Et après cela, que devient la méthode numérique?

« J'ai connu, dit Benjamin Brodie (*Leçons sur le tic douloureux*), un malade souffrant d'une névralgie au pied laquelle dépendait du rétrécissement de l'urètre, et qui ne résistait jamais à l'usage d'une bougie. Chez un autre la névralgie du pied dépendant d'hémorroïdes internes, se faisait sentir lorsque celles-ci sortaient de l'anus, tandis qu'elle cessait quand les hémorroïdes étaient réduites. »

Lisfranc (*Clinique de la Pitié*, t. II), cite des observations très-intéressantes de troubles nerveux rapportés tantôt à la moëlle épinière, tantôt à l'hystérie et qui étaient liés à une affection utérine.

Or si nous voyons tant de bizarrerie, tant de complications dans des maladies si vulgaires, que sera-ce donc quand il s'agira de passions, de sentiments exaltés, ce qu'il y a au monde de moins saisissable dans sa cause, dans ses phénomènes, dans son mode de propagation organique?

Au fond l'organisme ne change guère, les générations vivantes ressemblent singulièrement à celles qui sont éteintes; car il y a toujours l'homme original dont tous les hommes ne sont que des nuances et des variétés qui le reproduisent avec diverses altérations, sans le dénaturer jamais. Mais ce qui change, ce sont les conditions sociales, la civilisation, l'éducation qui influent si efficacement sur les circonstances extérieures en modifiant le caractère des manifestations morbides.

« Quelle est aujourd'hui l'existence des femmes brillantes, des femmes à la mode? Délicates, et cependant asservies à tous les caprices de l'usage, on les voit, tantôt demi-nues, braver scandaleusement les intempéries des saisons et les vicissitudes atmosphériques, tantôt se surcharger de vêtements inutiles et s'entourer de minutieuses précautions pour éloigner d'elles toutes les impressions désagréables. » (Royer-Collard.)

Joignons à cela les passions tristes, mille impressions morales, fugaces ou persistantes, la fréquentation des sociétés mondaines, la lecture des romans, et nous remonterons ainsi aux véritables causes de cette innervation insolite qui exerce une influence si notable sur la composition du sang.

Malheureusement nous sommes trop enclins à nous mouvoir sans cesse dans la sphère des agents et des conditions matérielles. Et pourtant, comme le dit M. Andral, en rapportant les troubles nerveux à l'hyperémie dans un cas, à l'anémie dans un autre, avons-nous été au fond des choses? nullement, car ces états ne sont eux-mêmes que de simples effets que souvent, chose remarquable, la même influence peut produire. Ainsi par une vive émotion la peau de la face *rougit* chez l'un, et *pâlit* chez l'autre, ce sont là des phénomènes secondaires qui reconnaissent pour cause une modification antérieure. Cherchons donc dans le paragraphe suivant à apprécier le rôle de l'influence morale, puisque c'est surtout là l'objet de notre travail.

§ 3. *Appréciation des causes morales dans la production des maladies nerveuses.*

Si, comme nous avons essayé de le démontrer, les hémisphères cérébraux sont le rendez-vous des sensations générales et spéciales et le point de départ des mouvements volontaires, l'intégrité du cerveau sera donc essentielle aux fonctions de l'âme. Ce n'est pas qu'aveuglé par les théories séduisantes d'un vitalisme exagéré, je veuille récuser les effets des lésions matérielles et primitives de l'organisation dans les maladies si nombreuses qui tourmentent l'humanité; mais quel médecin de bonne foi pourrait méconnaître dans l'influence sans cesse agissante du moral, une des sources les plus fécondes de nos maladies, comme aussi l'une des causes les plus puissantes à les modifier ?

« Si les passions, dit Broussais (*Examen des doct.*, t. IVe), peuvent produire les déviations de la nutrition, il s'en suit qu'elles ont la possibilité de produire tous les modes d'altération organique, et que tout professeur qui ne fera pas sentir toutes les ascensions et les dégradations de l'irritation en rapport avec les modifications qui l'élèvent jusqu'à la phlegmasie ou l'abaissent jusqu'à la sous-excitation, formera de mauvais élèves dont l'éducation médicale sera en grande partie à refaire. »

Or, sans parcourir ici la trop longue série des désirs du cœur humain, pouvons-nous croire que le cerveau, dans une irritation continuelle pour répondre aux provocations sans cesse renaissantes du tyrannique *moi,* permettra le juste équilibre des forces de l'économie, dans toutes les parties du système qui ne saurait pourtant exister longtemps sans l'accord parfait du jeu de ses nombreux organes? Et qu'est-il besoin alors d'une cause étrangère pour faire apparaître toutes les maladies possibles de l'appareil de la sensibilité? On concevrait difficilement d'ailleurs quelque agent physique qui pût agir plus profondément et d'une manière plus efficace sur la substance nerveuse, que le principe immatériel même qui lui donne la plus grande somme de son activité. Quoiqu'inaccessible, dans sa nature, à nos investigations, ses effets sont pour nous aussi appréciables que ceux du calorique et de l'électricité; que dis-je! nous les trouvons plus naturels, plus nécessaires même, en raison du rapport intime qui unit l'une à l'autre ces deux parties d'un même tout.

De là ces troubles variés de l'intelligence et du moral prenant un caractère propre à l'âge, à la condition, aux habitudes de l'individu, et à la manière dont se comportent les organes en stimulation ou en sédation, selon qu'ils se trouvent dans un état de force, de ton ou de tension, ou dans un état de faiblesse, d'atonie et de relâchement. Ainsi en physique les vibrations sonores se propagent dans des cordes différentes, et montent de ton sous l'archet du violon, à mesure que les cordes se tendent, et cela jusqu'à ce qu'elles cassent.

C'est ainsi que nous voyons Fourcroy mourir d'apoplexie par le désappointement de n'avoir pas été nommé grand-maître de l'Université, et Chaussier de dépit d'avoir été dépouillé de sa chaire à la Faculté de Médecine.

Un de nos confrères, M. le docteur S..., destitué brutalement de sa chaire de professeur à l'École de Médecine, en conçut un si profond chagrin qu'il ne pouvait en parler sans entrer dans de violents emportements.

Peu de temps après il est pris d'accidents convulsifs avec perte de connaissance qui font croire à une inflammation profonde du cerveau et à un commencement d'épanchement. Un traitement antiphlogistique et révulsif énergique avait été employé sans résultat. Je le vis douze heures après, avec plusieurs de nos confrères.

Des mouvements convulsifs existant avec des attaques de coma complet, se reproduisaient à des intervalles irréguliers ; mais il n'y avait point de paralysie. Parfaitement instruit de l'état moral de notre malade, et connaissant par expérience combien il est difficile de rapporter précisément des symptômes particuliers à des formes déterminées de lésion cérébrale ; ayant été témoin, tout dernièrement encore, de convulsions générales avec un coma complet, chez une dame soignée uniquement par des globules homœopathiques et qui avait recouvré une parfaite santé, je fus moins alarmé que nos confrères. Je pensai que tous ces symptômes effrayants pouvaient bien dépendre uniquement d'une commotion morale profonde qui n'avait fait que tendre violemment les cordons nerveux, s'il est permis de s'exprimer ainsi. Quoique mon opinion ne fût pas partagée sur le moment, l'événement la justifia néanmoins.

Ces effets terribles d'une cause physique ou morale nous paraîtront moins étonnants du moment où nous considérons le système nerveux, ou le médiateur physiologique entre les différents organes, comme un condensateur capable de faire converger le sentiment de chaud et de froid répandu sur toute la périphérie du corps, et les impressions morales reçues par les sens, sur un seul point intérieur où ces impressions portées à l'excès, modifieront, changeront les rapports sensitifs, et rendront ce point susceptible de s'irriter ou de s'enflammer directement ou indirectement, en le mettant en rapport avec quelque stimulus incubant dans l'organisme et attendant en quelque sorte un débouché.

Appelé un jour à donner son avis sur l'état excessivement grave d'un administrateur haut placé, et qui, à la suite de vives contrariétés, avait été atteint d'accès épileptiformes, Récamier, après une interrogation minutieuse de tous les organes, finit par découvrir un principe syphilitique qui, resté pendant longtemps à l'état d'incubation dans l'organisme, avait fini tout à coup par faire explosion et menaçait l'existence de ce malade. Dès lors le traitement était trouvé.

Quelles variétés d'états morbides vont donc développer toutes ces impressions nées des sens externes et transmises par le système nerveux au foyer cérébral des sensations et des réactions, car chaque sens spécial répond à sa manière à chacun des stimulus spéciaux. N'est-ce pas comme si l'on disait en physique que la lumière rayonnante, éparse entre le soleil et les objets qu'il éclaire, est condensée ou rendue convergente par une lentille. Quoique cette lentille soit tempérée du côté de la surface tournée vers le soleil, elle devient néanmoins brûlante pour l'objet placé dans son foyer. Cette comparaison paraîtra moins étrange si nous admettons que le système nerveux est un simple conducteur, n'ayant rien de commun avec les impressions qu'il transmet au foyer cérébral, et qui peuvent, cependant, causer des perturbations d'une violence extraordinaire, telles que l'épilepsie et même la mort.

§ 4. *Résumé et conclusion.*

C'est donc faute de remonter à la force vitale, expression d'un fait primitif, d'une loi primordiale de l'organisme que beaucoup de médecins, prenant pour point de départ l'irritabilité, ou les lésions organiques, expression d'un fait secondaire, ont rapporté, tantôt à une lésion de la moelle épinière, tantôt à une irritation locale, tantôt enfin à la chloro-anémie, des affections qui ne reconnaissent pour cause qu'une simple perversion de l'innervation, qu'un mode vicieux de la faculté de sentir.

Or, il importe au praticien qui veut tenir un compte exact de la part de la médecine morale dans le traitement des maladies, de bien peser la valeur des faits présentés par les différents auteurs, pour ne pas accorder une confiance trop absolue, et malheureusement trop souvent déçue, à des méthodes thérapeutiques basées sur de fausses indications.

N'oublions jamais que l'activité des fonctions encéphaliques est le résultat de tant de circonstances différentes que toute appréciation des troubles intellectuels fondée sur une donnée exclusive est nécessairement fautive et inexacte.

C'est ainsi que l'idée bizarre de placer dans les viscères de l'abdomen le siége de la folie, a pris naissance à une époque où les quatre humeurs, la bile, le sang, la pituite, l'atrabile, jouaient dans le corps humain (*microcosme*), un rôle aussi important que les quatre éléments dans le *macrocosme*, ou l'univers entier.

Bichat, de son côté, en prenant pour devise de ses travaux : *Qu'est-ce qu'une maladie dont on ignore le siége?* avait jeté la médecine dans une fausse voie, car il n'y a guère que l'altération organique qui ait un siége et non la maladie. Souvent, en effet, le mal est partout; souvent il est aujourd'hui sur un point, et demain sur un autre. Par exemple, dans la syphilis, l'altération peut bien siéger aux glandes, aux os, mais le virus lui-même n'a pas de siége, puisque toute l'économie en est infectée. N'en est-il pas ainsi des diathèses rhumatismales, goutteuses, arthritiques, etc.? Mais terminons là ces réflexions qui suffisent pour nous convaincre de plus en plus du rôle important des conditions étiologiques et de l'influence de l'activité encéphalique dans les maladies nerveuses.

CHAPITRE V.

De l'influence des causes morales sur chaque fonction en particulier. — De l'instinct et de l'intelligence.

Le système nerveux recevant par l'intermédiaire des sens les impressions du dehors, est modifié, avons-nous dit déjà, stimulé, surexcité selon l'état de ces organes et selon la manière d'agir des causes de cette stimulation. Or, le docteur Devay, d'accord en cela avec Reveillé Parise (*Études de l'homme dans l'état de santé et dans l'état de maladie*, t. II.), voudrait que l'on déterminât dans la pratique médicale les effets particuliers des causes morales. « C'est une lacune dans l'observation, nous dit-il dans son opuscule sur la médecine morale, et que, sans doute, l'avenir comblera plus tard à l'aide d'un esprit plus philosophique et de recherches spéciales qui peuvent honorer une vie laborieuse. »

Puis indiquant la voie dans laquelle les médecins devraient marcher, il nous montre les chagrins qui prennent leur source dans le changement d'une situation sociale, les blessures de l'orgueil, de l'ambition, comme ayant une action particulière sur les centres nerveux, tandis que les peines du cœur, reposant sur la perte d'affections, sur les séparations forcées, auraient une action plus élective sur les viscères de la vie organique, cœur, estomac, foie, etc. Je ne sais, mais d'après les considérations auxquelles nous nous sommes livré, une distinction absolue entre les névroses de la vie de relation ou cérébro-spinales, et les névroses de la vie de nutrition, me paraîtrait dangereuse en ce qu'elle tendrait à isoler des phénomènes ayant entr'eux la plus étroite liaison, se rapportant à un but commun, et déterminés souvent par des causes semblables. Puisque l'intégrité du cerveau est essentielle aux fonctions de l'âme, et que, d'autre part, il est l'organe le plus immédiatement actif dans les opérations de celle-ci, nul doute qu'étant atteint le premier, on ne voie bientôt apparaître tous ces mouvements convulsifs, ces anomalies des sens externes, de la sensibilité générale; car tout ce qui, dans le corps humain, ressent l'influence cérébrale, pourra offrir à l'œil effrayé le spectacle du trouble et de la confusion.

Nous connaissons les efforts tentés pour établir d'une manière définitive le siége des passions. Les uns, avec Descartes et Gall, les ont mises dans le cerveau; les autres, avec les anciens, dans différents viscères : *Splene rident, felle irascuntur, jecore amant, pulmone jactantur, corde sapiunt, etc., etc.* Enfin, depuis qu'on s'est occupé du trisplanchnique, d'autres, avec Bichat et Virey, les ont placées dans les principaux foyers de ce nerf, trop dominés sans doute par cette idée que tout ce qui est relatif aux passions appartient à la vie organique, et qu'elles ne portent jamais sur le cerveau leur première influence.

Or nous voyons de suite ce qu'il y a de par trop exclusif dans ces diverses théories en nous rappelant que la sensation est le fait propre de la sensibilité, que son origine est une impression quelconque produite sur un point du système nerveux. Son caractère essentiel, c'est d'être simultanément ressentie par l'ensemble du système, grâce à cette correspondance qui rend le tout solidaire de chaque partie. Quel que soit le point de départ de la sensation, sa nature est toujours la même. Elle commence toujours par une *impression* sur une extrémité du dedans ou du dehors, et elle se communique par la transmission de cette impression. C'est précisément cette correspondance instantanée des extrémités au centre et du centre aux extrémités qui constitue l'unité vivante, la sensibilité. Elle fait, de plusieurs parties essentiellement différentes, un tout indivisible autrement que par la pensée, et appelé, à cause de cela, un *individu*, une *personnalité*.

Quand Brachet de Lyon (*Recherches sur les fonctions du système nerveux*), place le siége des passions dans l'encéphale, il donne de très-bonnes raisons à l'appui de son opinion. Ainsi il ne veut pas le placer dans les organes des sens, parce que ces organes ne sont que les agents du cerveau auquel ils ne font que transmettre les impressions reçues. Il cite l'histoire de Raymond Lulle qui aimait une femme à l'adoration, et qui en prit la plus grande aversion à la vue d'un ulcère cancéreux qu'elle lui montra au sein ; d'où il conclut que si c'est bien par les sens que la passion a pris naissance, elle ne s'y est pas néanmoins développée avec la sensation, ou plutôt la sensation ne s'y est point arrêtée : elle a été perçue par le cerveau et le cerveau est devenu le siége de la passion. Puis, pour corroborer sa théorie, il prend un malheureux privé de l'usage des yeux et des oreilles, et il nous le représente comme n'ayant d'autre affection, d'autre passion que celle du boire et du manger. « Cependant, dit-il, sa structure est la même que celle de l'homme le plus passionné ; ce n'est donc pas le cœur, le poumon, le foie, la rate, l'estomac, le centre phrénique, le plexus solaire, etc., qui sont le siége des passions, puisque ces organes jouissent de leur intégrité, et que les passions sont muettes. » Cependant on pourrait répondre à Brachet par l'exemple de deux sourds-muets et aveugles (*Journal de la Section de Médecine de*

Nantes, 14ᵉ volum., 62ᵉ livraison), que l'instinct générateur se manifeste par une révélation intérieure organique dans un sexe, sans que l'existence de l'autre sexe ait pu lui être révélée par aucun des sens externes.

Chez ces deux êtres disgrâciés de la nature au plus haut degré, tous les appétits et les instincts étaient parfaitement développés, voire même l'*instinct sexuel*, quoique les objets capables de le provoquer n'eussent jamais été soumis à leurs sens extérieurs. — Mais remarquons que dans ces cas, l'objet de la passion qui n'est pas encore connu des sens, est révélé par l'instinct, comme le sein de la mère est révélé au nouveau-né qui ne l'a jamais vu encore, ni connu d'aucune manière. Le besoin intérieur est tellement préparé pour recevoir la sensation à venir du dehors, qu'il se manifeste avant de l'avoir reçue, qu'il la recherche. Il cherche l'inconnu; avec un seul terme du rapport, il cherche l'autre de toute son activité. Aussi est-ce l'honneur, est-ce le privilége de l'homme que l'intelligence seule, comme faculté supérieure, puisse, lorsqu'elle existe, retenir et régler cette tendance instinctive. L'instinct n'est autre chose que l'action organique dirigée par des lois invariables. Il suit les modifications des âges, des saisons, des besoins et des diverses circonstances qui modifient la vie organique. — L'instinct générateur, chez beaucoup d'animaux, se réveille à certaines saisons et se repose dans le sommeil le plus complet pendant le reste de l'année, parce que tout est réglé en dehors de leur volonté. — Chez l'homme, l'intelligence qui est une puissance distincte, qui n'est pas l'organisme agissant, qui en est même indépendant, rigoureusement parlant, l'*intelligence*, dis-je, *est libre* de favoriser cet organisme ou de le contrarier; elle peut vouloir le priver des choses dont il a besoin, pour d'autres motifs puisés en dehors de lui, elle lui permet ou lui interdit de suivre ses mouvements instinctifs, et l'*intelligence seule*, par un déplorable abus de sa puissance, peut même aller jusqu'au suicide.

Bichat a donc été trop loin quand il a présenté l'ensemble des fonctions organiques comme soustraites en quelque sorte à l'empire de la volonté. Oui, sans doute, il y a en nous deux espèces de principes, ainsi que l'ont remarqué tous les philosophes, et c'est la prédominance alternative de ces deux principes qui a été désignée par saint Paul sous le nom de *loi de la chair* et de *loi de l'esprit*. Mais ce serait fractionner l'unité du *vouloir et du moi* que de soustraire entièrement au domaine de la volonté les actes d'impulsion interne. Tel est, au reste, le résultat inévitable de toute action produite par le concours de plusieurs agents; chacun apporte son contingent d'influence sur les résultats, mais toutes les particularités, toutes les variétés qui se produisent ne changent rien à l'*unité*, ni à l'essence du principe auquel, en définitive, elles viennent toutes aboutir.

Ainsi que les autres animaux l'homme est un être sensible doué de penchants instinctifs et de volonté; mais, de plus que l'animal, il a le privilége de la raison, parce que son rôle sur la terre ne se borne pas aux soins d'une existence purement physique et isolée. Le plaisir et la douleur ne sont pas les seuls motifs auxquels obéisse sa volonté; et si des mouvements impétueux s'élèvent dans son cœur pour le forcer d'agir, il trouve en lui-même une arme non moins puissante contre leur agression, celle de la raison, toujours prête, toujours efficace à les repousser ou à les contenir dans des bornes convenables. De là, la nécessité de diriger de bonne heure les passions, c'est-à-dire les penchants intérieurs, instinctifs qui sont les promoteurs, les véritables causes de nos actions; car si la vie organique est prédominante, l'amour charnel deviendra brutalité, et nous reverrons Sardanapale, Messaline, Henri VIII. Esclaves de nos passions, impérieusement subjugués par elles, nous nous proclamons libres! singulière liberté, en effet, que celle qui fait de nous de véritables brutes!

Mais qu'au contraire la vie intellectuelle soit supérieure à la vie animale, la brutalité se changera en besoin de voir le monde, de s'y poser, d'y acquérir biens, honneurs, gloire, science, puissance : ce sera Newton, Leibnitz, Napoléon.

Enfin si la vie psychique l'emporte, elle montrera au monde le puissant Augustin, le charitable saint Vincent de Paule, le pieux Fénelon.

Il me serait facile d'appuyer ces hautes considérations sur des observations intéressantes empruntées surtout au docteur Brierre de Boismont. (*Du suicide.*) Elles prouveraient que si la Providence soumet l'homme à de grandes épreuves, elle ne l'abandonne néanmoins jamais et qu'elle lui laisse toujours la conscience de sa liberté et la puissance de sa volonté pour obéir ou commander librement à ses passions. En nous montrant la morale du devoir aux prises avec la morale des intérêts, elles découvrent clairement que c'est à la religion seule qu'est réservée la sublime mission de rallumer le flambeau de l'espérance au cœur de ces infortunés accablés sous le poids du malheur, et que le médecin qui compte le plus de succès est le médecin le plus habile à diriger l'âme humaine et à porter le calme dans le cœur et l'imagination.

Sans nous arrêter plus longtemps à ces généralités qui m'ont paru d'une importance réelle pour asseoir les bases de la médecine morale, nous allons chercher actuellement, d'une manière plus précise, la part qui lui revient dans le traitement des maladies nerveuses.

Commençons donc d'abord par définir ce que nous entendons par médecine morale, puis nous étudierons son rôle immense dans les maladies en général, et plus particulièrement enfin dans les maladies nerveuses, et, après cette étude, nous serons plus édifiés sur la part qu'il convient de faire aux médicaments et à la médecine morale, dans le traitement de ces affections.

CHAPITRE VI.

Études sur la médecine morale.

---

§ 1er. *Définition et origine de la Médecine morale.*

On se tromperait étrangement si l'on voulait borner le rôle de la médecine morale aux consolations prodiguées aux malades, et à l'espérance que le médecin fait luire à leurs yeux. C'est quelque chose, sans doute, que de ressentir les souffrances de ses frères, d'y compatir, de leur prodiguer cette affection, cet attachement qu'excitent en nous les mouvements sympathiques de leurs maux. La sympathie! chose la plus douce que le cœur puisse rencontrer ici-bas. Admirable loi de la Providence, puisque c'est, après la joie du ciel, la plus pure joie de la terre, quand surtout la joie de nos cœurs se rencontre dans la vérité. Mais la médecine morale consiste essentiellement dans la connaissance de ces causes secrètes et profondes qui échappent si souvent à l'œil de l'observateur superficiel et qui ont pourtant un retentissement si profond dans l'organisme; la médecine morale, c'est l'analyse psychologique d'un être souffrant, c'est l'étude et la connaissance de cette thérapeutique morale si importante et pourtant si négligée; c'est enfin l'art d'utiliser les facultés de l'âme et les passions d'un pauvre malade, soit pour le guérir, soit pour le soulager. *Nosce teipsum*, a dit la sagesse antique : *Nosce œgrotantem*, dirons-nous à notre tour, — c'est-à-dire étudiez le cœur humain, ses souffrances, ses anxiétés secrètes, si bien nommées par Haller *animi œgritudines.* N'oublions pas qu'il y a dans l'homme autre chose que des os, des muscles et des nerfs, et soyons bien convaincus que chaque existence a sa plaie cachée, son mystère de douleur.

Quelle remarquable différence, en effet, entre les affections pathologiques du simple animal qui, vivant pour vivre, souffrant pour lui seul, n'a pas plus le sentiment réfléchi de son existence, qu'il ne s'inquiète d'en calculer le terme, et cet être intelligent et raisonnable pour qui la vie cesse d'être quelque chose dès qu'il n'en porte plus la conscience en lui-même, qui veut la faire partager à tous ceux qui l'entourent, qui, vivant lui-même de la vie des autres, puisque rien sur la terre ne suffit à l'activité de ses désirs, se consume sans relâche en efforts d'autant plus grands qu'il se voit chaque jour plus près de la fin de sa carrière.

Aussi est-il probable que la médecine morale dut tout d'abord se développer spontanément, comme toutes les idées nouvelles, primitives, universelles qui agissent sur l'âme, presque comme le sang circule dans les veines, sans que l'homme le veuille, sans qu'il y pense.

L'art de la parole, prétend Cicéron, fut inventé par le besoin de réunir les hommes errants et de calmer ou d'adoucir les passions d'une peuplade sauvage. Mais plus vraisemblablement, les premiers hommes ont été réunis par la souffrance, pour chercher auprès d'un être sympathique, disposé à compatir à leur douleur, les moyens de dissiper ou d'alléger les maux dont ils étaient frappés. Dans le vague souvenir des traditions grecques, on nous représente Circé comme une enchanteresse rajeunissant les vieillards, et Esculape, fils d'Apollon, guérissant les maladies les plus dangereuses, par ses remèdes, ses chants harmonieux et ses paroles magiques.

Un temple qui lui avait été élevé dans la petite île de Cos, était rempli d'offrandes, tribut de la reconnaissance des malades, et couvert d'inscriptions indiquant les maux dont ils avaient été affligés, et les remèdes qui les en avaient délivrés.

Ce fut lui qui, le premier, au rapport de Galien, fit usage de la musique pour calmer les accès de folie, usage qui s'est perpétué jusqu'à nos jours.

On comprend, au reste, l'influence immense de la musique sur les souffrances physiques et morales, et l'on sait que l'on fut obligé de défendre aux régiments suisses l'air national du Ranz-des Vaches, à cause de l'effet étonnant qu'il produisait sur eux.

Nous serons donc peu surpris que David calmât avec les sons de sa harpe les fureurs de Saül.

Asclépiade regardait la musique comme un remède souverain pour tous les maux.

Conductrice fidèle de nos sensations, l'oreille transmet à l'âme ces sons délicieux ou terribles qui, suivant le caractère de leur harmonie, vont développer la tendresse, la mélancolie, la douleur sombre, la vive gaîté, l'ardeur martiale dont les effets sur les fonctions organiques varient en raison des tempéraments, des âges, etc., et si de l'homme en santé nous portons nos regards sur l'homme malade, il nous sera facile de nous convaincre de leur influence plus ou moins salutaire sur l'organisme vivant.

Ainsi Dodart a rapporté à l'Académie des Sciences l'histoire d'un musicien qui fut guéri d'une fièvre violente par le plaisir que lui fit éprouver un concert qu'on lui donna dans sa chambre.

Un de nos plus spirituels et de nos plus ingénieux praticiens, Bourdois de la Motte, médecin du fils de Napoléon Ier, donnait des soins à une jeune dame atteinte d'une fièvre des plus graves et dont les secours de l'art le plus judicieux n'avaient pu conjurer les accidents. « On était au dix-huitième jour, et la malade touchait à son heure suprême. Le pouls était vermiculaire et presqu'inappréciable, la face hippocratique, les extrémités glacées. Enfin, la cessation de la parole et du mouvement annonçait la fin prochaine de la vie. Bourdois, en sortant d'auprès de la malade, aperçut dans le salon une harpe, et cet instrument lui fit naître une heureuse idée qu'il s'empressa de communiquer à l'époux désespéré qui, dans sa douleur, conjurait le médecin, comme si la chose eût été en son pouvoir, de lui conserver celle qui allait bientôt lui être ravie. La proposition de faire de la musique près d'un lit de mort fut d'abord repoussée par la tendresse de cet époux. Toutefois, sur les instances de Bourdois, une excellente harpiste du voisinage fut appelée : placée tout près du lit de l'agonisante, elle joua divers morceaux pleins d'expression. Déjà cette expérience durait depuis une demi-heure sans que la musique eût produit l'effet espéré; heureusement on ne se lassa point. Après quarante minutes, l'habile observateur remarqua que la respiration devenait plus distincte, plus accélérée; bientôt les mouvements de la poitrine étaient, si j'ose dire, isochrones à ceux du rhythme musical. La musicienne redoubla d'ardeur, une chaleur vivifiante se distribua dans tous les membres, le pouls s'éleva, se régularisa, de profonds soupirs s'échappaient incessamment de la poitrine, elle paraissait comme oppressée. Tout à coup le sang jaillit du nez, et après une hémorrhagie d'au moins huit onces de sang, la malade reprit la parole; peu de jours après, elle était convalescente. Cette dame, depuis ce moment, a joui pendant plus de trente ans de la santé la plus florissante. » (*Dict. des Sciences Méd.*)

Récamier n'a-t-il donc pas, lui aussi, ressuscité en quelque sorte une jeune fille, devenue plus tard mère de famille, et dont il a toujours conservé le portrait dans son salon.

Laissons donc Chrysippe affirmer qu'à l'aide de la musique il a guéri l'épilepsie, Athénée la sciatique, Théophraste et Bonnet la goutte, Desault la phthisie.

Sans doute, le fameux Boërhaave ne guérissait pas mieux que nous la phthisie et le cancer; mais il exerçait sur ses malades un énorme ascendant et il savait les dominer par les influences de la médecine morale. Rappelons-nous l'effet immense et salutaire qu'il obtint à l'hôpital de Harlem, en faisant apporter au milieu d'une salle de convulsionnaires un réchaud plein de feu, et en menaçant d'un fer rougi à blanc la première des jeunes malades qui aurait des convulsions.

Au reste, la musique, comme toute révulsion morale, est une arme à deux tranchants. Elle irrite et impatiente quand le cœur est trop péniblement affecté. « Oswald, depuis son malheur, dit Corinne, ne s'était pas encore senti le courage d'écouter les accords ravissants qui plaisent, mais qui font un véritable mal quand les chagrins réels nous oppressent. »

C'est donc au tact du praticien qu'il appartient de bien calculer les effets d'une révulsion morale provoquée tantôt par des affections douces, tantôt au contraire par la frayeur, tantôt enfin par les voyages, les spectacles, etc.; car le cœur d'un malade est comme bien des instruments, son harmonie dépend de celui qui le touche.

« Il y a peu de temps, dit le docteur Devay (*Médecine morale*), nous avons rendu les élèves de la clinique médicale témoins d'un exemple remarquable de guérison d'une jeune fille hystérique, obtenu par la surprise. A cet égard, ajoute-t-il, nous avons reconnu que la pratique de la médecine morale comporte une foule de nuances à saisir, appropriées à la position et au caractère du malade; que, dans un grand nombre de cas, il ne faut pas toujours et indistinctement mettre en jeu l'intimidation, provoquer le sentiment de la peur, de la honte; mais souvent réveiller une association d'idées, placer l'âme sous l'empire d'impressions fortes et inattendues. »

Or, comme à toutes les époques, jadis comme aujourd'hui, l'homme a été une *intelligence servie par des organes*, de tout temps aussi on a dû reconnaître et l'on a signalé le lien étroit qui unit l'âme au corps, et l'influence immédiate qu'exercent les passions sur les organes, car au fond, au début, et dans le cours de la plupart des maladies, se trouve une affection morale: *Vix ullus reperitur morbus, cui non aliquod animi pathema, vel ansam, vel incrementum, vel remedium dederit.*

Ne nous étonnons donc pas de voir, dans l'histoire de la médecine, les mêmes moyens revenir à des intervalles éloignés. Si le but de la médecine morale est d'agir sur les facultés affectives et les facultés intellectuelles qui composent l'ensemble du moral humain, nous devons parcourir toujours le même cercle, puisque les passions qui agitent l'homme sont toujours les mêmes; et comme les vérités morales ne sont pas infinies, ainsi que les vérités géométriques, on peut concevoir les rapports singuliers qui existent entre les temps anciens et modernes. Il y aura des vices tant qu'il y aura des hommes, a dit Tacite, et tant qu'il y aura des vices, l'histoire des temps passés paraîtra la satire du siècle présent.

Et, s'il n'y avait pas une apparente singularité à comparer les temps anciens aux temps modernes, nous verrions les Grecs tellement persuadés de la nécessité de frapper vivement l'imagination des malades qu'il y avait chez eux un proverbe qui conviendrait tout aussi bien au temps présent qu'à ces époques reculées : θαυματα μωροισ, *miracula fatuis.*

Aussi avec quel art les prêtres d'Esculape savaient-ils recourir à l'imposture pour s'accréditer dans l'esprit du peuple qu'ils croyaient, du reste, si peu digne de la vérité, qu'ils ne la lui livraient qu'enveloppée du voile des allégories et des emblèmes. Ils plaçaient leurs temples hors des villes et sur des hauteurs. Celui d'Epidaure était entouré d'un bois dans lequel on ne laissait naître ni mourir personne ; car nous lisons, dans le *Voyage d'Anacharsis*, que, pour éloigner de ces lieux l'image effrayante de la mort, on en retirait les malades à toute extrémité, et les femmes au dernier terme de leur grossesse.

Mais en parcourant ces détails intéressants, il est difficile de ne pas se reporter dans certaines localités de la France, où les malades qui vont mourir aux eaux thermales sont enterrés la nuit, quand on n'a pu les éloigner à temps de l'hôtel qu'ils habitaient. Ainsi encore nous nous reportons naturellement aux jongleries de Mesmer, quand nous voyons les prêtres d'Esculape ordonner aux malades qui vont déposer leurs offrandes sur la table du Dieu, de s'abandonner au sommeil, de garder un profond silence, quand même ils entendraient du bruit, et d'être attentifs aux songes que le Dieu allait leur envoyer. (*Cicér. d. divi. lib.*, t. 3, p. 89.) Quelque temps après, les malades croyaient entendre la voix d'Esculape, qui leur ordonnait de déclarer hautement leur guérison en présence d'une foule de personnes que ce spectacle remplissait d'enthousiasme, ou d'aller au loin exécuter ses ordonnances, s'il importait de sauver l'honneur d'Esculape.

Les hommes, il faut bien en convenir, ont donc été de tout temps infatués des préjugés les plus ridicules; et, à toutes les époques, les personnes même d'un rang plus élevé ont partagé les erreurs et la crédulité du vulgaire. — Dans le siècle de Montaigne, qui était aussi celui de l'astrologie, des sorciers, des faux miracles, le judicieux de Thou, dit M. Villemain, rapportait et croyait certainement toutes les absurdités qui font rire de pitié dans un siècle plus éclairé. Mais nous sommes ainsi faits: l'âme, comme le corps, a ses maladies qu'il faut connaître, qu'il faut traiter suivant les mœurs, et souvent même suivant les préjugés et les opinions: et cela est tellement vrai, que les hommes qui doivent obtenir le plus d'autorité sur leur siècle, commencent par lui obéir. Eh bien! et nous aussi, sachons au besoin parler à l'âme et guérir l'imagination de nos malades. Quand Corvisart donnait à l'impératrice Marie-Louise ces fameuses pilules de mie de pain qui opéraient des merveilles, il agissait sur l'imagination de sa malade par le plus légitime des artifices, et qui faisait sourire Napoléon.— Quand Dupuytren, voulant réduire une luxation, voyait le bras résister à ses efforts, et qu'il apostrophait violemment une grande dame, en lui disant: « Vous buvez, madame, c'est votre fils qui me l'a dit! » il faisait de la bonne médecine morale, car aussitôt la pauvre femme, aussi tremblante qu'étonnée, tombait dans une sorte d'anéantissement, ses muscles devenaient dociles aux moindres tractions et la luxation était réduite; et alors n'ayant plus besoin d'artifice, il reprenait : « Oui, madame, vous buvez de l'eau, c'est encore votre fils qui me l'a dit. » Voilà le véritable médecin qui sait, quand il le faut, agir en habile observateur du cœur humain et des ressorts de l'âme. — M. le docteur Devergie, dans un des traits charmants de la vie de Portal, nous apprend qu'il n'y a pas que les médecins qui sachent faire d'adroites applications de la médecine morale. Quand il nous le représente à l'âge où la clientèle abandonne ordinairement un médecin, assis au coin de son feu, attendant vainement ces malades si empressés d'autrefois, et tombant dans un affaissement profond à cause de la solitude qui se faisait autour de lui, qui de nous ne s'associe avec bonheur à la pieuse supercherie de sa famille lui créant des consultants fictifs, qui venaient chaque jour recourir à ses lumières et déposer des honoraires que l'on restituait à chacun pour le lendemain ? Et comme nous partageons la joie de ce vieillard s'écriant avec une naïveté enfantine : Eh bien! mes amis, la journée a été bonne, aujourd'hui.

Le rôle de la médecine morale n'est donc pas uniquement dévolu au médecin, et il est partagé par tous ceux qui savent faire résonner le clavier de la sensibilité, pour découvrir s'ils n'en tireront pas quelque note au diapason d'un cœur souffrant ou malade. De là ces nombreux remèdes de *bonnes femmes*, dont les vertus réelles ou imaginaires reposent sur des théories souvent ingénieuses, dans lesquelles la bile, les humeurs, le froid et le chaud jouent un rôle si important. Est-ce qu'elle ne fait pas de la médecine morale, dont la bienfaisante influence a souvent les plus heureux résultats, cette mère qui veille au chevet du lit de son enfant malade; et, d'un autre côté, la confiance robuste de l'enfant dans la vertu souveraine des caresses maternelles, n'atteste-t-elle pas également la bienheureuse influence de la médecine morale? C'est la foi au baume des enchanteurs. Ah! laissons aux croyants leur confiance dans ces douces sorcelleries! Si la compresse merveilleuse des baisers maternels opère sur la bosse de cet enfant qui vient de faire une chute, plus efficacement que les compresses d'eau froide ou d'eau salée, est-ce que nous ne devons pas lui donner la préférence? Eh bien! est-il plus mauvais pour l'homme lui-même que pour l'enfant de croire qu'un baiser guérit tout? Est-ce faux, d'ailleurs? N'est-ce pas ce qui console de la douleur, ce qui guérit de la souffrance? La puissance de l'amour et de l'amitié vaut bien celle du médecin, à tous les âges de la vie. Et quand a-t-on plus besoin de soins affectueux et sympathiques que quand l'âme et le corps sont en souffrance?

« Un de mes enfants, raconte un de nos habiles confrères, depuis l'âge de quatre mois jusqu'à celui d'une année, était dans un état habituel de souffrance et privé de sommeil, surtout pendant le jour. Tous les moyens employés étant insuffisants, j'imaginai de lui faire entendre le son d'une flûte, et je parvins à l'endormir en jouant un air d'un mouvement très-lent et d'une douce mélodie. Je substituai, comme plus puissant, le chant de la voix à celui de la flûte; et j'arrivai à mes fins par des airs lents et constamment mélodieux. Les résultats que j'obtenais toujours étonnaient les personnes de mon intérieur. Rentrais-je chez moi, je prenais dans mes bras mon petit malade qui, depuis plusieurs heures, n'avait cessé de pousser des cris, je chantais tout près de son oreille, l'air que j'avais arrangé:

Dans un verger, Colinette
Vit un jour un beau raisin.

A peine avais-je proféré le dernier mot, qui achevait une période de la phrase musicale, que les cris avaient cessé, que les paupières du petit malheureux s'appesantissaient. Je chantais encore pendant quatre ou cinq minutes, et un sommeil de plusieurs heures calmait des souffrances que rien autre chose ne pouvait apaiser. » (*Dictionn. des Sciences médicales.*)

J'ai lu quelque part, raconte le docteur Brierre de Boismont, dans son ouvrage sur le suicide, l'anecdote d'un homme dont la position paraissait désespérée, et qui, entendant sonner les cloches dans le ton le plus faux, en fut si irrité qu'il courut prendre la place de l'inexpérimenté sonneur. Le résultat de cet accès musical fut des plus favorables, car il revint entièrement à la santé.

Médecins du corps, qui ne croyez qu'à l'efficacité de vos remèdes, demandez au prêtre combien il a vu de prodiges s'opérer, de guérisons se produire, grâce à l'action bienfaisante de la religion, et il vous répondra avec le P. de Ravignan : « Etrange et douce merveille! ces trois choses, l'aveu, le repentir, le pardon, consacrés dans l'institution catholique, garantis par la mission du prêtre, ont apporté au monde plus de paix, plus de joies, plus de déterminations généreuses, plus d'héroïques sacrifices, plus d'œuvres utiles ou sublimes, que toutes les inspirations du génie et tout l'enthousiasme de la gloire. »

Et pour n'en citer ici qu'un exemple, mais qui réunit tous les caractères d'authenticité désirables, je rapporterai le fait suivant que je trouve dans un ouvrage d'un des professeurs les plus distingués de l'École de Médecine de Bordeaux, M. le docteur Gintrac, qui l'a consigné dans un mémoire sur l'*Hérédité dans les maladies nerveuses*, couronné par l'Académie.

« Une demoiselle qui jouit aujourd'hui d'une bonne santé, était, il y a quinze ans, fort malade. Dans deux consultations on avait à peu près déclaré qu'elle avait des tubercules pulmonaires. Je lui avais fait placer un séton sur le côté gauche de la poitrine. Elle avait une toux quinteuse et sèche, une insomnie opiniâtre, un état plus nerveux qu'hectique. On réclama, à mon insu, les prières du prince de Hohenlohe. Le neuvième jour cette demoiselle se leva, alla à la messe, cessa complétement de tousser, et, depuis, elle s'est parfaitement portée. »

Et comme cette cure merveilleuse fut instantanée, nous nous étions trompés, dit M. Gintrac, nous n'avions affaire qu'à une maladie nerveuse. Prenons acte de cet aveu qui vient à l'appui de notre opinion sur les difficultés du diagnostic différentiel entre les maladies nerveuses et organiques, et qui nous montre, en outre, le degré de confiance que l'on doit attacher à toutes ces cures tant vantées de phthisie pulmonaire. Sans doute si la guérison eût eu lieu autrement que par l'intervention religieuse, M. le docteur Gintrac n'eût pas manqué de l'attribuer à la médication employée, médication qui, pourtant, n'aurait eu d'autre influence que son action sur le moral de sa jeune malade, si tant est que le diagnostic fût erroné. Et voilà comment les erreurs s'accréditent et se perpétuent.

Quoi qu'il en soit, il résultera toujours de cette observation qu'un état nerveux extrêmement grave est modifiable par les moyens moraux, surtout lorsqu'une foi vive donne à ces moyens la plénitude de leur puissance. Après cela, libre à chacun d'agir sur le moral de ses malades, selon son inspiration, fût-ce même à l'aide d'un séton, à l'exemple d'un des membres de l'Académie qui en fit la confidence à M. le professeur Malgaigne, dans cette fameuse séance où l'on discutait sur l'utilité des cautères et des sétons. Certes, on conviendra qu'il y a des moyens plus doux, à moins d'avoir affaire à des Russes qu'il faut écorcher pour les chatouiller, suivant l'expression de Montesquieu. Tel est, au reste, le prestige des systèmes, que nous ne voyons souvent, dans l'action des médicaments, que ce que nous cherchons à apercevoir d'après l'opinion que nous nous en sommes préliminairement formée. Et, après cela, que la critique s'attaque à l'homœopathie et en proclame la futilité, c'est son droit. Quant à moi, libre de tout engagement systématique, lorsque je vois de ces jeunes personnes chlorotiques et hystériques, dont la colonne vertébrale porte les traces de nombreux vésicatoires, de moxas, de cautères, je ne puis m'empêcher de donner la préférence à l'homœopathie dont l'effet n'eût pas été moins sûr, et qui, du moins, n'aurait pas eu l'inconvénient de causer des douleurs inutiles et de laisser des traces indélébiles.

S'il faut provoquer le réveil de la nature médicatrice, n'oublions jamais que souvent les influences hygiéniques et psychologiques valent bien les cautères et les moxas, comme le prouvent, chaque jour, ces guérisons merveilleuses par les émotions de douleur ou de joie, par le magnétisme, les globules homœopathiques, et même, s'il faut dire ici toute ma pensée, par l'action des eaux minérales.

§ 2. *De l'action des eaux minérales.*

Et qu'est-ce donc, en effet, que l'action des eaux minérales en dehors des influences hygiéniques, des distractions, des causes morales de toutes sortes ? Sans doute il est pénible de soutenir ici des opinions contraires à celles que beaucoup de personnes adoptent par conscience, et que beaucoup d'autres défendent par calcul, car on ne saurait toucher aux préjugés et aux intérêts des hommes sans exciter leurs passions. Aussi Fontenelle disait-il : Si j'avais la main pleine de vérités, je me garderais bien de l'ouvrir. Pour moi, je préfère cette maxime : *Amicus Plato, sed magis amica veritas.*

D'ailleurs les médecins des eaux ont-ils donc eux-mêmes une confiance si grande dans leur efficacité ? Il est permis d'en douter quand on les voit employer concurremment les moxas et les cautères. Puis nous connaissons tous la formule invariable : Si vous n'éprouvez pas d'amélioration pendant les premiers mois, s'il survient même de l'aggravation dans votre état, disent-ils aux malades qui les quittent, tant mieux, c'est un signe de l'efficacité des eaux. Allez donc, et surtout revenez l'an prochain.

Je voyais un malade, M. de G... qui, depuis dix ans, allait chaque année à Vichy pour se guérir de la goutte, et qui, chaque année aussi, restait, à son retour, cloué sur son lit pendant trois à quatre mois ; mais il s'en consolait en répétant toujours : Mon cher docteur, ce sont les eaux qui font leur effet. — Ma foi, mon cher comte, lui dis-je à la fin, vous êtes réellement bien digne d'être goutteux.

Au reste, interrogeons, à cet égard, l'un des médecins les plus autorisés, le docteur Durand Fardel, inspecteur des eaux de Vichy, et voici ce qu'il vous répondra : « Ce que nous obtenons des eaux alcalines de Vichy dans la goutte, le diabète, la gravelle, on l'obtient également par des eaux chlorurées, par des eaux sulfureuses. Que dis-je ? on l'obtient sans médication aucune. Transportez ces goutteux, ces graveleux, ces diabétiques dans des conditions hygiéniques opposées à celles où ils ont vécu jusque là, vous pourrez obtenir des résultats analogues. Chacun sait combien de fois le fer, cet agent précieux, cède le pas à de simples changements hygiéniques, à *de simples conditions morales.* »

Et le docteur Durand Fardel a raison. — « Un ecclésiastique soigné par le docteur Gintrac, atteint d'un coryza habituel, éprouvait, chaque année, au printemps et en automne, une sorte de congestion céphalique ; il perdait l'ouïe, quelquefois la parole, et même sa vue s'obscurcissait. Les saignées, les sangsues, les vésicatoires, les cautères, les antispasmodiques furent inutilement employés. Le malade se souvenant alors de l'influence heureuse de l'air de la Méditerranée, se rendit sur ses bords, et en obtint les résultats qu'il avait prévus. Trois fois, en huit ans, cette expérience réussit. » (Gintrac, *Mémoire cité.*) A cette époque sans doute les eaux n'avaient pas la même vogue qu'aujourd'hui.

J'entends proclamer de tous côtés les cures merveilleuses des Eaux-Bonnes. — Eh bien! quand vous aurez retranché du nombre de ces cures, les malades qui n'ont de la phthisie que la fausse image, car Laënnec, Bayle, Broussais, Andral et bien d'autres conviennent qu'une affection catarrhale ordinaire peut se montrer avec tous les symptômes de la phthisie pulmonaire, et ils citent, en preuve, des observations où ils n'ont été détrompés qu'à la nécropsie ; quand vous aurez tenu compte de ces cures spontanées de phthisie, ainsi que Laënnec en cite des exemples, suivez un peu les autres malades dans la pratique, et vous verrez bientôt que ce serait un article nécrologique à substituer souvent à toutes ces guérisons que l'on fait sonner si haut.

J'avais tout dernièrement encore sous les yeux une des plus belles cures des Eaux-Bonnes, et qui avait fait l'admiration de notre savant et excellent confrère le docteur Pidoux. Hélas ! six mois ne s'étaient pas écoulés que cette jeune et intéressante malade n'était déjà plus que l'ombre d'elle-même. L'année suivante on se hâta de la renvoyer des Eaux-Bonnes dans sa ville où elle ne tarda pas à succomber.

Et, par contre, que de malades qui, sans sortir de chez eux, éprouvent de ces améliorations extraordinaires, que l'on n'eût pas manqué de rapporter à l'action salutaire des eaux minérales !

M. le marquis de T..., homme d'une activité peu commune, éprouve, après une chute de voiture, une douleur violente entre les épaules et des crachements de sang qui se renouvellent pendant plusieurs mois. Inquiet de cet état, car l'amaigrissement et la faiblesse faisaient chaque jour des progrès, il se rend à Paris consulter MM. Andral et Cruveilhier. — L'un de ces deux honorables professeurs prescrit des sangsues au siége tous les mois, des boissons adoucissantes, le repos et des opiacés. L'autre des fumigations émollientes, des vésicatoires volants, le séjour dans le Midi, et les Eaux-Bonnes dans la saison. Nous étions alors au mois de janvier. Peu content de ces consultations si peu en rapport avec ses habitudes, M. de T. va trouver le docteur Chomel. Celui-ci lui conseille de quitter la laine dont il était couvert, de faire chaque matin des affusions d'eau fraîche sur tout le corps, et de prendre de l'exercice malgré le froid. Cette consultation, qui plaisait du reste beaucoup au caractère actif et remuant du malade, eut un plein succès. Il fut même guéri d'une affection du foie pour laquelle il était allé deux fois à Bade.

Médecin d'un des couvents de notre ville, je soigne deux religieuses offrant tous les symptômes d'une phthisie pulmonaire. Un habile confrère, appelé en consultation, porte le pronostic le plus fâcheux. Voilà de cela quinze à dix-huit mois, et non-seulement l'état de ces malades ne s'est pas aggravé, mais il y a, même, une telle amélioration qu'on pourrait les regarder comme guéries.

Des faits semblables ne surprendront pas le médecin qui aura sérieusement médité sur les lois de la médecine morale et sur l'intermittence des actes pathologiques, et il n'acceptera qu'avec réserve toutes ces médications qui n'ont souvent d'autre mérite qu'une heureuse coïncidence avec un changement favorable dans les conditions morales.

« Quand vous arrivez aux eaux minérales, dit Alibert, faites comme si vous entriez dans le temple d'Esculape; laissez à la porte toutes les passions qui ont agité votre âme, toutes les affaires qui ont si longtemps tourmenté votre esprit. »

A la bonne heure! voilà du moins une appréciation parfaite de l'influence des eaux et des vicissitudes de l'âme sur toutes les fonctions. Mais si le conseil est facile, que de fois chez les pauvres malades

Le chagrin montre en croupe et galoppe avec *eux*.

Concluons donc avec un inspecteur distingué des eaux minérales, le docteur Patezon, que les malades qui guérissent le mieux et le plus vite, doivent à *la médecine morale* ces heureux résultats.

Il suffit, au reste, pour se convaincre de cette vérité, d'étudier l'effet des eaux sur les habitants de la localité même. La plupart n'en prennent pas, et pour ceux qui en prennent les effets de ces eaux sont nuls ou à peu près.

On parle également beaucoup des climats du Midi, de l'Algérie pour la guérison des phthisiques. Vraiment il semblerait que la Providence n'eût réservé qu'aux riches le privilége de la guérison. Mais qu'on se rassure, ce mot plaisant d'Arlequin: *Si je connaissais un pays où l'on ne mourrait point, j'irais y finir mes jours,* sera toujours la consolation du pauvre.

Ainsi, que le médecin consciencieux qui ne veut pas se décider au hasard, et qui cherche à appuyer sur des bases solides son opinion médicale, lise le savant travail du docteur Rochard, honoré de la haute sanction de l'Académie, et il y verra que de tous les climats les plus favorisés, et pouvant offrir aux malheureux phthisiques le plus salutaire et le plus délicieux séjour, c'est l'île de Madère. Eh bien! sur quarante-sept phthisiques envoyés dans cette île, trente-six sont morts dans les six premiers mois de leur séjour à Madère. Six autres ont succombé un peu plus tard. Neuf sont retournés en Angleterre où six d'entre eux sont morts quelque temps après leur arrivée. Quant aux trois derniers, on n'en a plus entendu parler: *ab uno disce omnes.* — Après tant de déceptions, on sera peu surpris qu'à l'exemple de Barthez quelques médecins philosophes réfléchissant sur l'heureuse influence de la révulsion morale, aient tourné leurs études vers un point aussi important. Comprenant que ce qu'il faut surtout connaître chez l'homme, c'est l'être sympathique qui fait se correspondre entre elles et les forces qui vivifient toutes les parties du corps et les facultés de l'âme pensante, ils élevèrent à l'état de science proprement dite, ce qui n'avait été d'abord qu'à l'état de croyance spontanée, et bientôt une bonne théorie s'établit par l'examen et par l'analogie de faits spontanément produits.

§ 3. *La médecine morale se constitue à l'état de science.*

Après des études sérieuses sur ce *consensus* singulier qui existe entre tous les organes, et réfléchissant sur ces phénomènes sympathiques des corps vivants, en vertu desquels une partie quelconque ne peut être troublée dans ses fonctions sans que les autres ne s'en ressentent aussitôt, des médecins philosophes, disons-nous, tels qu'Erasistrate, Galien, Zimmermann, Hufeland, Fr. Hoffmann, Marc-Antoine Petit, Esquirol, Leuret et bien d'autres, tournèrent leurs regards vers la médecine morale et en firent d'heureuses applications à la pratique médicale.

Cherchant à approfondir quelques faits extraordinaires qui semblaient ne devoir pas sortir du domaine de la crédulité publique, ces esprits sérieux furent frappés à leur tour de certains phénomènes qui se passent tous les jours sous nos yeux, et dont l'observation pouvait donner l'explication de quelques faits rares qu'on serait tenté de révoquer en doute, tels, par exemple, que l'histoire du fils de Crésus. Puisque l'odontalgie cesse par la vue seule du dentiste, pourquoi donc une affection plus grave ne céderait-elle pas en présence d'une émotion plus vive? Et des faits irrécusables et multipliés ne tardèrent pas à convertir cette croyance probable en certitude. Ainsi Variola raconte qu'un paralytique qui gardait le lit depuis plusieurs années, voyant le feu à sa maison, en eut une telle frayeur qu'il abandonna brusquement son lit et courut chez ses voisins pour se dérober aux flammes et réclamer des secours.

Je donnais des soins à un homme de 70 ans, oncle de deux ouvrières qui l'avaient recueilli chez elles après une attaque d'apoplexie, avec hémiplégie complète du côté droit et perte de la parole. Cet état durait depuis un an. Chaque jour, quand le temps était beau, on le conduisait dans une cour où on le laissait plusieurs heures dans un fauteuil. Un jour, une de ces ouvrières, atteinte d'une maladie cérébrale avec délire, se jette par la croisée et tombe aux pieds du vieillard. La commotion morale qu'éprouva le paralytique fut si vive, qu'il se leva seul en criant : Une femme qui se jette par la fenêtre !

Comme confirmation de l'histoire du fils de Crésus, Esquirol rapporte dans sa thèse qu'un muet qui souffrait depuis longtemps les mépris et les injures de sa femme, retrouva la parole un jour qu'il était plus maltraité qu'à l'ordinaire. Transporté de colère et de fureur, il sent sa langue se délier, et il rend avec usure à sa femme ses impertinences et ses injures.

Tissot, dans son *Traité des Nerfs*, a réuni, dans un ouvrage qui est entre les mains de tous les médecins, un assez grand nombre de faits curieux, prouvant, tous, l'étonnante influence du moral dans les maladies. Ici, c'est une paralysie durant depuis quelque temps, et affectant surtout la langue, et qui fut guérie instantanément par une lettre du président de Thou, à tel point que le malade put chanter, à l'instant même, un hymne plaisant renfermé dans la lettre.

Là, c'est un pape mourant qui, voyant un singe se coiffer de sa tiare, se prit à rire si fortement qu'il revint à la vie.

Un de mes collègues, dit Tissot, ne pouvant tirer aucune marque de sentiment d'une femme fort avare tombée en léthargie, s'avisa de lui mettre dans la main quelques écus neufs, et elle commença aussitôt à reprendre connaissance en les serrant. C'est ainsi que Morand dit avoir vu un joueur qui ne sortit de la plus complète insensibilité, que quand on lui eut crié dans les oreilles : Quinte, quatorze et le point.

Pour montrer le rôle des puissances affectives de l'âme sur l'économie, le docteur Devay cite l'exemple d'une dame de ses clientes qui, en apprenant les succès de son fils et son entrée dans une carrière honorable, fut guérie d'une hydropisie datant de plusieurs années et contre laquelle avaient échoué de longs et variés traitements. (*De la Médecine morale.*)

Tissot raconte encore avoir donné des soins à un homme tombé dans un état de consomption presque désespéré. Par sa douceur et son honnêteté il inspira une simple pitié, d'abord, à une femme charmante qui se faisait un plaisir de lui donner des marques de l'intérêt qu'elle prenait à son sort. Quelque malade qu'il fût, son cœur était encore capable de sentiment ; il aima bientôt, et à mesure que le sentiment augmentait, la maladie diminuait ; la pitié qu'il avait inspirée devint un sentiment plus tendre, et l'amour satisfait lui rendit toute sa santé. Des bords du tombeau, il passa au lit nuptial sans *aucun autre remède* que l'influence d'une passion forte et heureuse.

Quel enseignement pour le médecin chargé de prodiguer ses soins à ces pauvres malades qui réclament son assistance ! « Mon ami, me disait tout dernièrement un bon et excellent confrère, miné sourdement par un squirrhe du pylore survenu probablement à la suite d'impressions tristes et profondes déterminées par l'entrée de sa fille au couvent, c'est maintenant surtout que je comprends tout le prix des sentiments sympathiques et dévoués. » N'oublions donc jamais que notre bonheur est d'autant plus légitime et réel qu'il est d'accord avec le bonheur de nos semblables, et que le grand empire, c'est-à-dire l'empire moral, c'est l'amour de l'homme.

Dans son mémoire déjà cité, le docteur Devay raconte une anecdote qui trouve parfaitement ici son application. Il l'a empruntée lui-même à l'histoire. (*Mémoires de Grammont.*)

« La reine (femme de Charles II, roi d'Angleterre), fut abandonnée des médecins. Le petit nombre de Portugaises qu'on n'avait point renvoyées remplissaient la cour de cris lugubres, et le bon naturel du roi s'attendrit par l'état où lui parut une princesse qu'il n'aimait pas, à la vérité, mais qu'il estimait beaucoup. Elle l'aimait tendrement, et croyait lui parler pour la dernière fois; elle lui dit que la sensibilité qu'il témoignait pour sa mort aurait de quoi lui faire regretter la vie; mais que n'ayant pas eu de charmes pour mériter sa tendresse, elle avait du moins la consolation en mourant de faire place à quelque épouse qui en fût plus digne, et à laquelle le ciel accorderait peut-être une bénédiction qu'il lui avait refusée. A ces mots, elle lui arrose les mains de quelques larmes qu'il crut les dernières. Il y joignit les siennes, et sans s'imaginer qu'elle dût le prendre au mot, il la conjura de vivre pour l'amour de lui. J'amais elle ne lui avait désobéi, et quelque dangereux que soient les mouvement soudains, quand on est entre la vie et la mort, ce transport de joie qui devait lui être fatal, la sauva, et cet attendrissement merveilleux du roi fit un effet dont tout le monde loua également le ciel. »

On peut lire également dans l'ouvrage du docteur Petit (*Médecine du cœur*) des faits anthentiques et bien extraordinaires et qui viennent corroborer l'autorité de ceux déjà cités.

C'était dans la terrible journée du 29 mai 1793 que se faisait le bombardement de Lyon. Une jeune fille de 18 ans, sujette a des palpitations qui devenaient insupportables et la faisaient tomber en défaillance, se trouva, en traversant le quai du Rhône, exposée au feu des deux colonnes ennemies. Une allée dans laquelle elle se précipita la garantit du danger, mais non de la frayeur. Pendant une heure qu'elle y resta, elle ne tomba pas en défaillance, mais elle éprouva une chaleur brûlante dans la poitrine, suivie de vomissements abondants. Transportée chez elle, elle eut une forte fièvre pendant trois jours, au bout desquels elle se trouva complétement guérie.

Une femme de 50 ans, guérie, par des soins opiniâtres, d'un ulcère à la jambe, avait été atteinte d'abord d'enflure aux extrémités, puis d'une hydropisie générale. Elle ne laissait plus que de faibles espérances quand le jour du bombardement, sous l'influence de la peur, l'enflure disparut tout à coup. On crut cette femme perdue; mais la fièvre s'étant déclarée, il s'établit un flux d'urine et une diarrhée abondante, et, deux jours après, cette femme quittait l'hôpital à pied pour retourner chez elle.

Le docteur Gilibert qui donnait sans succès des soins à une personne atteinte depuis longtemps de vertiges menaçant de prendre un caractère grave, fut étonné de les voir disparaître, pour ne plus revenir, sous l'impression de ces affreuses calamités.

Des pertes utérines, qui duraient depuis longtemps, s'arrêtèrent. Des rhumatismes, des douleurs de goutte furent immédiatement conjurés.

Du reste partout, dans les temps de grandes catastrophes, on a fait de semblables observations. Le docteur Rush rapporte plusieurs cas de phthisies guéries spontanément dans la révolution qui unit les États d'Amérique, et il vit un grand nombre d'affections nerveuses et hystériques disparaître complétement.

Quelquefois néanmoins les malades sont moins heureux, les affections dont ils sont atteints disparaissent momentanément, mais elles se reproduisent quand le calme succède à la tempête.

« Un vieillard de soixante-quinze ans était atteint d'une oppression inquiétante avec enflure des jambes et une toux incessante. Désigné comme une des dernières victimes de la Terreur, il fut conduit à Paris, et là il fut jeté dans un cachot sans secours et sans appui. Eh bien! tous ses maux s'éclipsèrent comme par enchantement : plus d'enflure, plus de toux; son âme doubla d'énergie, son corps retrouva ses forces. Le neuf thermidor brisa ses chaînes. Il fut rendu à sa famille; mais, avec le bonheur de se retrouver au milieu des siens, il eut la douleur de voir se reproduire toutes les misères dont il avait été accablé. » (Ant. Petit.)

Qui de nous n'aurait à présenter des observations de maladies organiques dans lesquelles nous voyons tous les symptômes alarmants se suspendre, pendant un temps plus ou moins long, et reparaître malheureusement ensuite avec la plus terrible gravité : observations, du reste, qui ne sont que la confirmation des lois établies plus haut sur l'intermittence ou le sommeil des actes pathologiques.

« Une dame atteinte d'une maladie organique du cœur, pour laquelle elle avait été saignée un grand nombre de fois et soumise pendant longtemps à l'usage de l'opium et de la digitale, était arrivée à un degré très-avancé de la maladie. Dyspnée considérable, palpitations très-fortes, jambes œdématiées. Depuis quelque temps appétit et sommeil nuls, commencement d'hydropisie. L'aggravation des symptômes, malgré l'emploi des vésicatoires, des pilules de scille et de nitre, etc., faisait redouter une fin prochaine. Ennuyée du peu d'efficacité des remèdes qu'elle employait depuis longtemps, elle s'adresse à l'homœopathie et éprouve, pendant les premiers mois, une telle amélioration qu'on eût pu croire à une erreur de diagnostic et à un rétablissement complet. Cependant, au bout d'un an, tous les symptômes reparurent sans pouvoir être enrayés et elle succomba promptement. »

« Une demoiselle de cinquante ans, anévrysmatique, à laquelle je donnais des soins avec un praticien très-éclairé, et visitée également par M. Bretonneau dont le pronostic avait été très-grave, semblait devoir succomber prochainement, moins peut-être à cause des désordres du cœur que par l'effet des congestions hépatique et pulmonaire qui rendaient la respiration difficile et l'asphyxie imminente. Néanmoins une diarrhée salutaire s'étant spontanément établie avec un flux d'urine abondant, je ne saurais trop dire sous quelle influence les symptômes produits par la maladie du cœur subirent un notable amendement, et cette demoiselle sur laquelle un pronostic alarmant avait été porté revint à un état satisfaisant. Cependant comme le foie conservait encore un certain degré d'engorgement, et les jambes un peu d'enflure, nous conseillâmes un voyage à Vichy. Le docteur Bretonneau, qu'elle devait voir en s'y rendant, fut si frappé du changement heureux opéré chez notre malade, qu'il lui demanda si elle avait bu de l'eau de la Salette. C'est qu'à cette époque on lisait une observation fort intéressante d'une religieuse atteinte d'une affection organique du cœur et spontanément guérie par l'eau de la Salette, contre l'attente de Bretonneau.

Quoi qu'il en soit, cet honorable confrère aurait volontiers donné à notre malade le conseil de retourner chez elle, redoutant l'usage des eaux minérales. Toutefois, il l'engagea à quitter immédiatement Vichy, si elle voyait ses jambes s'œdématier. Ce qu'avait prévu notre savant confrère ne tarda pas à se réaliser. Dès lors, malgré les instances du docteur Petit, moins bon juge en cette circonstance que Bretonneau, elle eut hâte de quitter un séjour qu'elle prévoyait devoir lui être funeste. Hélas! huit mois après, elle succombait aux progrès croissants de la maladie. *Lateri hærebat lethalis hirudo.* »

Mais terminons ces considérations par une observation qui prouvera combien il est facile de s'abuser sur des succès qui ne sont, en définitive, que le résultat de circonstances dont l'influence heureuse peut modifier avantageusement le moral des malades.

« Il y a peu de temps encore je donnais, sans résultat heureux, des soins à une jeune personne de vingt-quatre ans dont le mal me semblait dû à une cause morale qu'il n'était pas au pouvoir de la médecine de faire disparaître. Depuis quinze mois, mademoiselle N. vomissait tout ce qu'elle prenait. Ni les bains, ni les affusions, ni l'opium, ni la pommade stibiée à la région épigastrique, etc., n'avaient eu la moindre influence sur cette modification vicieuse des forces épigastriques et qui avait déterminé un état chlorotique alarmant. Un amaigrissement sensible, une toux incessante, une fièvre continue, une insomnie opiniâtre m'avaient fait porter le pronostic le plus fâcheux. Depuis le commencement de la maladie il y avait absence des règles.

Tel était l'état de notre jeune malade, quand les parents alarmés me demandèrent la permission de la confier aux soins éclairés de notre honorable et savant confrère le docteur Sée. Dans la relation de la maladie j'insistai auprès de notre confrère sur deux points: 1° la cause morale, je l'avais toujours soupçonnée, mais jusqu'au dernier moment on n'avait pas voulu en convenir; 2° l'état de la poitrine, le sommet d'un des poumons m'avait semblé malade à la suite d'une auscultation attentive. Mon avis, sur ce dernier point, ne fut partagé ni par M. le docteur Sée, ni par M. Trousseau appelé en consultation.

Le traitement mis en usage parut faire merveille, et notre habile confrère dut être fier, avec juste raison, d'un si brillant succès. Et, en effet, après quelques mois de son séjour à Paris, mademoiselle.... ne vomissait plus, la fièvre et la toux avaient disparu, le sommeil et les forces étaient revenus, et tout semblait rentré dans l'ordre, à l'exception *de la menstruation qui ne se rétablissait point.* Et, chose remarquable, cette jeune malade avait pris *un embonpoint extraordinaire.*

Le docteur Sée lui prescrivit, à son départ de Paris, une saison aux bains de mer. Elle revint donc dans sa famille avec les *apparences de la santé; mais les règles manquaient toujours.* Or, une remarque de la plus haute importance clinique, c'est qu'il faut se défier de ces guérisons dans lesquelles on ne voit pas se rétablir l'harmonie générale des fonctions. « J'ai vu, dit Récamier, une simple insomnie opiniâtre, une simple douleur locale ayant été le symptôme prédominant dans le cours d'une fièvre ataxique, annoncer que le danger continuait, quoique tous les autres phénomènes de la maladie eussent disparu; et j'ai vu, dans ces sortes de cas, des malades succomber d'une manière inattendue. »

De retour dans sa famille, cette jeune personne qui n'était plus surexcitée par les distractions de la capitale, les soins affectueux et la conversation enjouée de jeunes cousines de son âge, retomba promptement dans sa mélancolie habituelle. Quelque temps après elle alla de nouveau consulter M. Sée qui l'envoya alors à Vichy. Cette fois il eut moins de succès, et, dix-huit mois plus tard, cette jeune et intéressante malade succombait avec tous les symptômes d'une fièvre hectique. »

Réflexions. — Ici, outre la lésion des centres nerveux, il y a eu altération du fluide sanguin d'où émanent les matériaux qui doivent composer les organes. Tel est, en effet, le lien étroit qui unit le système nerveux au système vasculaire, que l'action de l'un est, en quelque sorte, indispensable à l'autre. De là l'analogie frappante que nous avons déjà signalée entre ces deux systèmes. Ainsi deux ordres de nerfs, deux ordres de vaisseaux ; les vaisseaux à sang rouge s'abouchant avec les vaisseaux à sang noir, les deux ordres de nerfs s'anastomosant entre eux ; les veines apportant de tout le corps le sang noir au poumon où se fait l'oxygénation, les nerfs sensitifs apportant les sensations au cerveau où s'opère, si on peut parler ainsi, la *spiritualisation* de la sensibilité. Ces faits n'avaient point échappé aux anciens physiologistes qui avaient désigné sous le nom de *Trépied de la vie*, le triple foyer constitué par le cerveau, d'une part, pour la vie animale, le poumon et le cœur, d'une autre part, pour l'organique.

Néanmoins, malgré cette influence réciproque des nerfs sur le sang, et du sang sur les nerfs, on peut supporter de longues fatigues des appareils des fonctions spéciales, tant que les phénomènes dominants restent bornés au système nerveux, et jusqu'à ce qu'il ne s'établisse quelques-unes de ces lésions organiques si constantes, au contraire, dans ces vices constitutionnels dont tant de raisons physiologiques conduisent à placer le siége dans le fluide sanguin.

§ 4. *Résumé et conclusion.*

De l'étude que nous venons de faire ressort évidemment l'importance, pour le véritable praticien, de méditer profondément sur les lois de la médecine morale, et sur celles de l'intermittence dans les actes pathologiques. C'est par leur juste appréciation, en effet, qu'il comprendra l'enthousiasme exagéré de certains médecins pour des médicaments qui n'ont, hélas! qu'une vogue éphémère, et le découragement des autres dont le scepticisme apparent n'est qu'un discernement plus réfléchi des lois de l'élément morbide et de la résistance vitale. Voilà ce qui explique la confiance de ces derniers dans l'action de la nature qu'ils ne cherchent point à asservir à leur conception, bien plus que dans toutes ces formules pharmaceutiques si souvent impuissantes, quand, encore, elles ne sont pas nuisibles aux pauvres malades. Heureusement que, grâce à la nature, ordinairement la plus forte, et à l'habitude qui vient à son secours, plusieurs sortent vainqueurs de cette lutte dangereuse, ce qui, dit Broussais, en encourage d'autres à marcher sur leurs traces.

« Aussi, dit Aubry, il y a bien des siècles, que la médecine expérimentale apprità Hippocrate que la nature est le premier médecin, *natura est morborum medicatrix;* et, si mon témoignage particulier pouvait avoir ici quelque influence, je certifierais, avec toute la candeur d'une âme honnête, que, de tous les malades qui m'ont été confiés depuis que je suis médecin, j'en ai tout au plus traité le quart avec les secours compliqués de l'art; et je me suis contenté de prescrire à tous les autres un simple régime, c'est-à-dire des boissons, des bouillons gras ou maigres selon les circonstances, particulièrement dans les constitutions bénignes. Or j'ai toujours vu que ceux-ci guérissaient plus promptement et plus solidement que les autres. Je ne rougis pas même d'avouer que cette manière de traiter les malades m'a appris tout ce que je possède de mieux dans la médecine clinique. »

Multa scire et pauca agere : telle était également la maxime de Baglivi qui s'élevait, comme Sydenham, contre l'abus qu'on faisait des médicaments.

C'est ainsi qu'un célèbre praticien du siècle dernier, Desmoulin, disait en mourant à ses amis : « Je laisse après moi deux grands médecins, la diète et l'eau. »

Pensée profonde que nous trouvons reproduite par l'un des hommes les plus éminents de notre époque, par Broussais qui, dans ses *Phlegmasies chroniques,* s'exprime ainsi : « Avec le régime, on pourra souvent se passer de tous les médicaments, tandis que, sans son aide, on obtient fort peu de guérisons, malgré l'emploi des spécifiques les plus vantés. »

La puissance médicatrice de la nature ! voilà donc, on ne saurait trop le répéter, un de ces grands faits dont les témoignages se montrent à nous avec une abondance et une clarté qui permettent de leur attribuer la valeur d'axiomes, mais que ne comprendront jamais les praticiens absorbés tout entiers par la contemplation de l'organe malade, et dirigeant contre lui seul tous leurs moyens de traitement.

De là, sans aucun doute, ce désaccord des médecins quand il s'agit de l'appréciation des agents thérapeutiques. Et pour n'en citer ici qu'un exemple, je prierai de relire ce que dit M. Gendrin au sujet de la noix vomique. (Abercrombie, *des maladies de l'Encéphale*, p. 430.)

« L'efficacité de la noix vomique et des substances actives que l'on en extrait contre les paralysies, a été affirmée avec tant d'assurance par beaucoup de médecins, qu'on serait considéré comme peu digne de confiance, si on le revoquait en doute sans s'être livré à des observations directes sur son emploi. Ces observations nous ont occupé; chargé de la direction de grands services dans les hôpitaux de Paris, les occasions ne nous ont pas manqué. Nous avons administré l'extrait de noix vomique et la strichnine à beaucoup de malades affectés de paralysies, la plupart dépendantes d'apoplexies, et quelques-unes résultant de rhumatismes. Dans tous les cas, sans aucune exception, le médicament a exercé une action immédiate extrêmement énergique, aussitôt que nous sommes parvenus à une certaine dose...... Quoique ces effets immédiats aient été constants, et se soient toujours maintenus aussi longtemps que le médicament a été administré, et quoique cette administration ait été continuée avec persévérance dans tous les cas pendant plusieurs semaines, et que chez beaucoup de sujets nous y soyons même revenu plusieurs fois, jamais nous n'avons observé la moindre diminution dans la paralysie. »

Puis, comme le remarque judicieusement Abercrombie, dans les cas les plus favorables publiés sur l'efficacité de ce moyen, il s'est écoulé un temps assez long avant le rétablissement, et comme il est bien établi que beaucoup de *paralysies cessent spontanément*, on ne peut donc accueillir qu'avec une certaine réserve les faits présentés à l'appui de l'efficacité de remèdes particuliers.

D'après cela, « il est donc bon, comme le dit M. Andral, *de réfléchir sur ces cas dans lesquels le praticien, abandonnant une maladie aux seules forces de la nature, ne fait autre chose que ce qui pourrait nuire.* » Et pourtant, étrange contradiction de l'esprit humain! des médecins d'un mérite incontestable s'étant présentés pour répondre à cet appel, plusieurs n'ont trouvé, au lieu d'un examen sérieux et raisonné, qu'une critique amère, qu'un froid et silencieux dédain.

La critique, il est vrai, a des caractères bien différents, selon qu'elle s'exerce sur des talents médiocres ou sur des hommes d'un haut mérite, car, dans ce dernier cas, les reproches sont toujours adoucis par le respect que le talent inspire à ceux qui sont dignes d'en avoir. Néanmoins, j'entends parler du scepticisme du professeur Malgaigne et de celui de M. le docteur Louis; mais ne devrait-on pas commencer, tout d'abord, par rendre hommage à ces esprits éminemment positifs et rigoureux, et surtout à ce dernier qui a établi des lois si précieuses sur le rhumatisme, l'érysipèle, la pleurésie, et qui nous a appris ainsi à mieux juger les effets du traitement, en nous faisant connaître la marche naturelle de ces maladies.

Or cette étude a bien son importance, puisque c'est à elle que nous devrons d'apprécier, à leur juste valeur, et la véritable action des agents thérapeutiques et la puissance de la nature médicatrice qui ne se montre nulle part avec plus d'évidence que dans les maladies nerveuses, comme nous allons nous en convaincre actuellement.

CHAPITRE VII.

De la part de la médecine morale dans les maladies nerveuses à forme aigue.

---

§ 1er. *Les névroses trouvent dans la disposition du centre principal de l'innervation les conditions les plus favorables à leur développement.*

Si telle est, disons-nous, la part d'influence du moral dans les maladies, en général, quelle sera donc sa puissance dans ces affections en quelque sorte vitales, ou qui ne reconnaissent pour cause qu'une simple perversion de l'innervation, qu'un mode vicieux de la faculté de sentir? Sans doute, répéterons-nous ici, il est bien difficile qu'un état maladif caractérisé uniquement encore par un défaut d'harmonie entre l'instrument, le corps ou les organes, et la force motrice et conservatrice, ne finisse pas par entraîner bientôt quelque lésion matérielle, puisque les causes qui descendent en quelque sorte de notre âme pour venir agiter notre corps et rompre l'harmonie de ses fonctions, ne peuvent agir que par l'intermédiaire d'instruments organiques; mais toujours est-il que, dans un grand nombre de maladies, les phénomènes commencent par être nerveux et mieux encore vitaux, avant d'être organiques.

Quand donc sous l'influence d'une innervation insolite, d'un éréthisme cérébral plus ou moins prononcé, apparaissent tous ces troubles variés de l'intelligence, toutes ces anomalies des sens externes, de la sensibilité générale qui constituent le triste cortége des névroses, quel est, je le demande, dans la matière médicale, l'agent chimique ou pharmaceutique qui pourra agir plus efficacement, pour la répression de tous ces désordres, que l'organe lui même qui a été le plus immédiatement actif pour les provoquer ?

Jetons les yeux sur cet homme pusillanime dominé par l'instinct de conservation. « Le premier effet de cette passion, dit Alibert, ressemble beaucoup au frisson par lequel débute la fièvre. Ceux qui l'éprouvent sont affectés d'une sorte de resserrement spasmodique : leurs muscles tremblent, leur visage pâlit, leur langue reste glacée et comme immobile pendant toute la durée de la sensation ; un froid subit semble opérer la rétrocession du sang de l'extérieur à l'intérieur. » Eh bien ! qu'on nous indique l'agent médical capable de combattre cette pusillanimité qui entretient l'innervation dans une mobilité continuelle, en jetant le système nerveux dans une susceptibilité qu'il ne peut plus maîtriser. Voyez cette jeune femme dont la respiration se suspend ou se précipite, dont la sensibilité se retire ou s'exaspère, dont l'intelligence s'exalte ou s'évanouit à chaque objet qui ne la frappe que pour lui apporter une impression désagréable ; pense-t-on que le fer, le quinquina, la valériane, l'hydrotérapie auront assez de puissance pour vaincre cette susceptibilité morale qui pourra porter des fruits si amers, si elle n'a pas été réduite dans son principe? Car nous le savons, nous autres médecins, de la défaillance à la syncope mortelle, du délire momentané aux troubles variés et permanents de l'intelligence, du spasme le plus léger aux convulsions de l'épilepsie ou de l'hystérie, la pente est facile, quand l'être faible qui se sent menacé n'a pas assez de force morale pour s'opposer aux provocations répétées du cerveau continuellement surexcité.

L'homme trouve sans cesse en lui la cause première de tous les actes qu'il exécute; et quelque compliquées que paraissent, dans la suite de la vie, les combinaisons si multiples de l'intelligence, elles n'en ont pas moins lieu que par suite d'un de ces instincts ou sentiments intérieurs que nous avons énoncés plus haut, et que l'intelligence est chargée de régler et de régulariser. Or si, comme nous l'avons déjà dit, les passions ne sont autre chose que ces mêmes penchants intérieurs portés à l'extrême et soustraits, en quelque sorte, à l'empire de la raison, nous serons peu surpris que, après tous les efforts tentés pour déterminer avec précision les signes diagnostiques de la raison, de la folie et de la passion, la question ne soit pas encore élucidée. Ainsi tandis que M. le docteur Constant, dans une récente publication remplie de faits intéressants, présente la plupart des hystériques de Mozines comme absolument irresponsables de leurs actes, M. le docteur Legrand du Saulle, juge si compétent en cette matière, convient que si l'hystérie ébranle effectivement l'édifice cérébral, retentit énergiquement sur les facultés affectives et finit quelquefois par en amener la lésion, les facultés intellectuelles restent néanmoins d'ordinaire *intactes;* la raison assiste à la ruine du cœur, mais elle lui survit.

Sans doute l'intention de l'Académie n'est point que nous passions en revue toute la série des maladies nerveuses qui se développent sous l'influence de nos passions, afin d'indiquer la part de la médecine morale dans la guérison de chacune d'elles, quand cette guérison a lieu, car ce n'est point aux détails qu'il faut s'attacher dans un problème élevé qui, d'après les termes dans lesquels il est posé, exige une vue d'ensemble et l'indication de lois générales d'où découlent naturellement les applications pratiques.

Aussi donc, pour établir actuellement un peu d'ordre dans l'étude que nous allons faire, nous nous occuperons d'abord des maladies nerveuses qui se présentent au praticien à l'état aigu, et nous verrons des affections très-variées, quant à leurs manifestations symptômatiques, reconnaître pour cause unique un état moral et ne céder qu'à un traitement moral; puis nous considérerons ces mêmes affections à l'état chronique, et il sera plus facile encore de se convaincre de l'heureuse influence du traitement moral, et de la part immense qui lui revient dans cette seconde forme de maladies nerveuses.

§ 2. *Observations prouvant le rôle de la Médecine morale dans les maladies nerveuses à forme aiguë.*

Depuis que la fièvre typhoïde est venue remplacer la gastro-entérite de Broussais, comme celle-ci avait remplacé la fièvre maligne des anciens, et la fièvre ataxique de Selle et de Pinel; depuis que, substituée à l'entéro-mésentérique de Petit et de Serre, à la dothinenterie de Bretonneau, elle a fait dans la pathologie une invasion qui serait alarmante, si le mot typhoïde, appliqué à tout propos, n'était devenu, en quelque sorte, une réponse évasive à toutes les questions pyrétologiques, nous en sommes arrivés à ne considérer que comme une seule et même maladie les fièvres les plus différentes et même les plus opposées, non-seulement par leur physionomie propre et caractéristique, mais encore par leurs symptômes, par leurs tendances et surtout par les indications curatives qu'elles présentent. Aussi leur a-t-on appliqué une médication antiphlogistique exclusive, ou un traitement de purgatifs répétés, suivant la tendance du praticien vers le solidisme ou l'humorisme.

Mais le médecin sage et prudent n'oubliera jamais qu'un trouble identique de fonctions n'annonce pas une maladie identique, comme le prouveraient, au besoin, les résultats thérapeutiques; il ne perdra jamais de vue qu'au moment où une maladie frappe un individu, il survient dans l'organisation une première modification dont la nature dépend des conditions physiologiques diverses dans lesquelles la maladie trouve le sujet, et d'où peut résulter une différence de nature de cette maladie elle-même et surtout une différence d'indications thérapeutiques.

Récamier, M. le professeur Andral, nous ont déjà prouvé, par des observations irrécusables, qu'une simple perturbation nerveuse donnait lieu à des symptômes qui paraissaient de nature inflammatoire. Les émissions sanguines aggravaient ces états pathologiques, tandis que les narcotiques, les affusions froides et le musc les guérissaient admirablement.

Ces points de vue de la pathologie, très-importants sans doute, puisque de leur juste ou vicieuse interprétation dépend la puissance ou l'impuissance de l'homme de l'art, étaient bien connus des anciens, qui répétaient sans cesse que l'art de modifier la thérapeutique d'une même affection constitue le grand praticien. Il ne leur suffisait pas de savoir qu'un organe était en souffrance, ils cherchaient de plus à connaître pourquoi et comment il souffrait; et, interrogeant l'organisme avec soin, ils parvenaient presque toujours à découvrir ses besoins et à apprécier ses ressources.

Transportons-nous avec Erasistrate auprès du lit d'Antiochus-Soter. Voici un jeune prince en proie à une fièvre ardente, et chez lequel, malgré l'emploi de tous les agents thérapeutiques, le dépérissement fait chaque jour de nouveaux progrès et menace de le conduire promptement au tombeau.

Qu'eût fait un disciple zélé de Broussais, ou un ardent défenseur de la médecine organique ? Chaque jour il l'eût ausculté avec soin, chaque jour, la montre à la main, il eût compté scrupuleusement les pulsations du pouls, pour en déduire l'indication d'un vésicatoire, d'un purgatif, du sulfate de quinine ou de quelques émissions sanguines.

Erasistrate, sans doute, était bien loin de posséder, sous ce rapport, la science du premier élève en médecine ; mais il possédait, ce qui vaut souvent infiniment mieux, cette psychologie pathologique qui mesure la cause du mal et les indications thérapeutiques à la grandeur et à la dignité de l'être organisé par excellence, de l'homme tout entier, corps, intelligence, passions, volonté. Aussi est-ce en examinant ce facies altéré où se daguerréotypaient toutes les souffrances de l'âme, et en constatant l'agitation du pouls de son malade en présence de la belle Stratonice, qu'il découvrit l'amour de ce eune prince pour sa belle-mère et la cause de sa maladie. C'est que le pouls est, en quelque sorte, le thermomètre des affections de l'âme. Bien apprécié, il peut, en effet, indiquer l'état de l'âme tout aussi bien que celui du corps. Tacite nous apprend que Chariclès, médecin de Tibère, reconnut ainsi la fin prochaine du vieux tyran. *Per speciem officii, manum complexus, pulsum venarum attigit, neque fefellit.* Eh bien !

examinons donc toujours si l'état du pouls correspond aux mouvements extérieurs des passions. « Quand je vois, dit Bichat, une femme pleurer, s'agiter, être prise de mouvements convulsifs à la perte d'un objet chéri, et que je trouve son pouls dans son état naturel, je fais ce raisonnement : La vie animale est ici seule agitée ; l'organisme est calme ; or, les passions, les émotions portent toujours leur influence sur la dernière; donc ses mouvements sont simulés, donc l'émotion de cette femme n'est pas vraie. » Cette pratique est plus utile sans doute que celle où de graves médecins s'amusent à compter, les uns après les autres, les pulsations du pouls sur les aiguilles d'une montre.

Cette étude psychologique nous paraît d'autant plus importante, qu'elle est surtout nécessaire alors que les fonctions ne sont encore que perverties. Et, en effet, l'inflammation, cet autre état maladif de nos organes, trouve bientôt dans la disposition du centre principal de l'innervation, nous l'avons dit ailleurs, les conditions les plus favorables à son développement ; car, si le premier élément qu'elle demande est l'augmentation de la sensibilité et l'irritation de la partie qu'elle doit envahir, quand trouverons-nous les circonstances mieux préparées pour qu'elle surgisse sous l'influence intérieure ou externe qui la provoque.

Inutile, sans doute, de détailler toutes les suites possibles de cette influence morbide qui peut entraîner, après elle, toutes les destructions et toutes les désorganisations de tissus capables de troubler l'économie ; désordres dont l'appréciation exige beaucoup de circonspection de la part de l'observateur jaloux de remonter à la véritable cause de ces lésions organiques si souvent consécutives à l'invasion de la maladie, comme vont le prouver les observations suivantes.

PREMIÈRE OBSERVATION. — *Délire furieux par cause morale, retour à la raison.*

Appelé auprès d'un de ses clients, jeune homme de vingt ans, d'un tempérament sanguin et d'un excellent naturel, le docteur Miquel le trouva sur son lit où avaient peine à le maintenir quatre hommes robustes. Sa figure était rouge, ses yeux hagards et roulant dans leurs orbites. Il ne reconnaissait personne, étant atteint d'un délire violent que caractérisait une idée fixe que voici : Il avait en face de lui le cadavre d'un homme qu'il venait de tuer ; il s'applaudissait de le voir mort ; il le ricanait ; il voulait boire son sang, en demandait une coupe pleine, et puis il faisait ses adieux à sa famille ; car, par sa mort, il allait mettre fin à ses tourments. Si on humectait sa langue avec quelques gouttes d'eau, c'était du sang qu'il buvait; il en demandait encore, et il avalait avec avidité un verre d'eau auquel il trouvait le goût du sang. — Alors il se reprochait son atrocité, exprimait un dégoût extrême, puis était pris de nausées et de petits vomissements. Il retombait pour quelques moments dans le repos. — Tout à coup ses traits se contractaient, ses yeux s'ouvraient d'une manière hideuse; il saisissait avec force la main d'un des assistants qu'il se persuadait être son ennemi ; il voulait lui déchirer les entrailles, parlait d'un duel à mort, puis il se persuadait avoir été blessé, etc.

Tel avait été son état pendant quatre heures entières. Les sinapismes, la glace sur la tête, vingt sangsues de chaque côté du cou dont les piqûres saignaient abondamment, rien ne modérait ses transports furieux.

Frappé de ce délire contrastant avec le caractère doux du jeune homme, je soupçonnai une cause morale violente, sur laquelle, néanmoins, personne n'avait de renseignements à me fournir.

Dans ce délire, il n'était question que d'un homme, que d'un ennemi dont il voulait la mort. Je pensai à la jalousie. — Pour vérifier cette présomption, je lui dis avec force à l'oreille : « elle vous préfère ; j'en ai l'assurance. — Qui vous l'a dit ?... qui êtes vous pour me parler ainsi ? s'écrie-t-il aussitôt avec une expression de fureur et d'étonnement. »

Ma conviction fut dès lors établie. J'appris que la veille il n'avait pas voulu dîner; qu'il était triste, et qu'il avait passé la plus grande partie de la nuit à écrire une lettre. — Je fus assez heureux pour trouver le commissionnaire qui l'avait portée ; je courus, sans retard, accompagné de son frère, chez la dame à laquelle elle était destinée ; et, par tout ce qu'elle avait de plus cher, nous la suppliâmes d'essayer si sa présence auprès du malade n'aurait pas une influence qu'aucun de nos moyens n'avait eue jusqu'alors. La compassion et la bonté firent passer cette dame par-dessus les considérations qu'elle aurait pu invoquer, pour ne pas se rendre à nos désirs. — Elle vint.

Quand elle entra, le malade était aussi furieux. — « Eh bien, monsieur, qu'est-ce que cela signifie !... dit elle. » A ces seuls mots, au son de cette voix, un changement subit comme l'éclair s'opéra dans les traits du malade. Ses pupilles dilatées se contractèrent ; un demi sourire effleura ses lèvres ; il tendit la main du côté d'où était partie la voix, en disant : Ah c'est vous !... Et aussitôt que la main de la dame se fut posée dans la sienne, il mit son autre main sur ses yeux remplis de larmes. Je fis retirer tout le monde et je sortis moi-même. Une minute après, j'entrai ; il me tendit la main ; il demandait pardon à la dame, il me demandait pardon. Sa raison était parfaite; sa respiration était régulière et large. Le contentement brillait dans ses yeux, il n'avait même pas mal à la tête. Mon malade interrogé à l'instant sur l'impression qu'il avait éprouvée, répondit qu'il ne pouvait m'en rendre compte; qu'il ne se rappelait rien. « Tout ce que je puis dire, ajouta-t-il, c'est que tout à coup ma tête s'est dégagée, le sang s'est porté vers le cœur, et j'ai eu un instant de la peine à respirer. Cette gêne a disparu après les larmes que j'ai versées; et à présent, je suis parfaitement bien. »

Ce jeune homme sortit le lendemain matin, comme à son ordinaire, et le soir il partit pour la campagne. Depuis son retour, il n'a cessé de témoigner sa reconnaissance pour la manière miraculeuse dont la santé lui a été rendue. (*Bulletin de thérapeuthique,* t. VIII, p. 321).

Réflexions. — Il serait sans doute difficile de trouver des observations plus probantes en faveur de ces surexcitations nerveuses qui peuvent déterminer la fièvre, le délire, modifier la vitalité de chaque partie dans un sens morbide, tout en gardant néanmoins un caractère nerveux, tant que les forces vitales conservent assez d'énergie pour réagir contre le mal qui les opprime. Ces surexcitations nerveuses peuvent, en effet, se prolonger bien longtemps, comme nous le verrons plus tard, sans produire d'altération organique, et cesser subitement, sans laisser, par conséquent, de traces dans l'organisme, car c'est surtout aux maladies nerveuses que s'adresse cet adage : *sublatâ causâ tollitur effectus.*

J'ai eu l'occasion d'observer des délires nerveux dus aux mêmes causes que celles qui ont déterminé l'état pathologique du malade de Miquel; mais j'avouerai qu'il ne m'est pas venu à l'idée de recourir aux mêmes moyens de traitement que notre confrère. D'abord c'eut été difficile, car on ne trouve pas tous les jours des femmes aussi complaisantes; puis un moyen semblable ne serait pas accepté dans toutes les familles. L'opium et les affusions m'ont rendu alors de très-grands services, mais le délire a toujours persisté plusieurs jours. Une fois, cependant, le départ d'un rival fit cesser subitement le délire qui durait depuis vingt-quatre heures. Au reste, dans tous ces cas, la surexcitation nerveuse n'a laissé aucune trace d'altération organique; car aucune lésion, pas même l'inflammation, n'avait eu le temps de s'établir ni du côté des méninges, ni du côté du cerveau, jusqu'à la manifestation de la réaction conservatrice de la vie. Voici un autre exemple qui a beaucoup d'analogie avec le fait précédent, mais dont la terminaison a été moins heureuse.

DEUXIÈME OBSERVATION. — *Délire par cause morale, paraplégie, mort.*

M. A...., négociant, attendait depuis plusieurs jours, avec la plus grande impatience, une lettre de son frère, qui devait lui apporter des nouvelles très-importantes sur l'issue d'une affaire sérieuse. Rien ne pouvait le distraire de cette pensée. Son ami, M. le docteur Azcarate, qui a publié cette observation, lui proposa d'aller au spectacle. Avant la fin de la dernière pièce, il est pris d'une vive agitation, de tremblements, il prononce des paroles incohérentes. Ramené chez lui dans sa voiture, il prend un bain de pieds sinapisé et se couche sans vouloir se déshabiller complétement. Le matin, il est trouvé assis sur son lit, les yeux égarés, prononçant à tout instant et à toutes les questions ce seul mot : *impression... impression.* M. Ségalas, ami du malade, Portal, Fouquier, Lerminier sont appelés. Sa figure était rouge, ses yeux brillants ; il avait une agitation convulsive; ses bras, dans une attitude menaçante, semblaient se préparer à des actes de fureur; il ne reconnaissait ni ses amis, ni ses domestiques, et ne cessait de répéter, les larmes aux yeux, le mot *impression, impression*. On prescrit des émissions sanguines, des dérivatifs sur les membres inférieurs et le canal intestinal, et des juleps calmants ; impossibilité de remplir la plupart de ces médications. C'est par surprise qu'on parvient à lui appliquer, le second jour, cinquante sangsues aux jambes. C'est en lui persuadant qu'il est dans la salle de bains de sa maison de campagne, que, le troisième jour, il déchire ses vêtements que, jusque-là, il n'avait pas voulu quitter, et qu'il se met dans la baignoire. On saisit cette occassion pour lui faire une saignée du pied.

Sept jours entiers s'écoulent ainsi sans le moindre changement. — Cependant la lettre du frère était arrivée par le courrier suivant, et l'on ne s'en était pas servi ! C'est donc le *septième jour* seulement que M. Azcarate songe à l'effet moral avantageux que l'arrivée de la lettre pouvait produire et qu'il se décide à l'employer. Le malade était dans son salon où se trouvaient avec lui les docteurs Ségalas, Fourcadelle et Azcarate; on y fait venir le facteur de la poste qui était censé apporter la lettre arrivée ce jour-là même. A peine le malade aperçoit-il le facteur, qu'il fixe sur lui ses regards avec une expression de joie; il reconnait l'adresse de la lettre; il l'arrache des mains de son ami, et dans son transport il la porte à sa bouche et semble vouloir l'avaler. Il la remet cependant pour qu'on la lui lise, et prête une attention religieuse à cette lecture. On lui dit que l'affaire a pris l'aspect le plus favorable. A l'instant il embrasse M. Azcarate en prononçant le nom de son frère; il demande la lettre qu'il porte de nouveau à sa bouche, il saute de joie et prie qu'on lui passe un cigare. (On sait que depuis le commencement de la maladie, il avait perdu l'usage de la parole, excepté pour le mot *impression*). Après qu'il a fumé son cigarre, on lui dit qu'il faut aller se coucher; il le fait, et il dort onze heures entières, lui qui, depuis sept jours, n'avait pas dormi une minute. A son réveil il est pâle, abattu, profondément triste; il pousse des soupirs, il pleure, et pendant deux jours on ne peut l'empêcher de se rouler par terre en faisant retentir la maison de cris et de gémissements. Le quatorzième jour, il se promenait avec M. Azcarate sur le boulevard; son âme avait repris sa sérénité ordinaire, mais ses facultés intellectuelles étaient en partie éteintes. Il avait perdu la mémoire de la plus grande partie des mots; il ne pouvait, en écrivant, combiner les lettres de manière à former le mot le plus simple; il ne pouvait dire l'heure que la pendule marquait, pas même par le langage d'action. M. A... resta dans cet état environ deux ans, puis il devint paraplégique et mourut Connaître les passions de ses clients, leurs chagrins, leurs craintes, leurs espérances, est donc d'un avantage immense pour le médecin. (*Bulletin de thérapeutique*.)

Réflexions. — La cause morale qui, chez ce malade, avait causé le délire, était connue d'avance, et pouvait aisément être enlevée; il suffisait de faire le premier jour ce qu'on n'a pensé à faire que le septième.

Outre l'intérêt de la surexcitation nerveuse, cette observation prouve donc l'importance pour le praticien de tenir compte de l'opportunité de la médication, *occasio præceps* — C'est un axiome que nous nous permettrons de rappeler à ces médecins recommandables qui ont protesté contre l'efficacité de certains agents thérapeutiques, uniquement peut-être parce qu'ils avaient laissé passer l'occasion favorable. C'est alors le cas de distinguer les éléments sur lesquels Barthez a tant insisté ; car on sera moins disposé à contester les succès de l'opium ou du musc dans ces phlegmasies où la douleur était l'élément primitif et prédominant.

§ 3. *Examen des indications et des contre-indications.*

Ce n'est donc qu'en tenant compte de toutes les indications et contre-indications, que l'on pourra distinguer les cas d'opportunité de telle ou telle médication, et qu'il sera permis de s'inscrire en faux contre un agent thérapeutique qui n'aura pas répondu à ce que l'on en attendait.

Or, c'est grâce à ce tact précieux, que Sarcone obtint de si grands succès à l'aide du musc et de l'opium, dans une épidémie observée à la fin du XVIIIe siècle. « Quand il y avait, dit ce médecin judicieux, menace de délire, et qu'il paraissait dans l'ensemble des symptômes une sensibilité manifeste, à laquelle se joignaient de l'insomnie et un trouble extrême, les seuls remèdes étaient les doux calmants et les narcotiques. Tel était surtout le *musc* qui jouissait de la plus grande efficacité pour adoucir et réprimer ce principe de sensibilité convulsive qu'on voyait dominer chez eux à un degré très-éminent.... Et quand à l'excès de sensibilité se joignait une insomnie fatigante et opiniâtre, j'unissais, avec avantage, l'opium au musc, ce qui ne paraîtra étrange et déraisonnable qu'à ceux qui n'ont jamais consulté, dans leur profession, ni la raison de l'histoire des maladies, ni les vrais oracles de l'art salutaire de guérir. »

C'est ainsi que dans une épidémie grave de cérébro-spinites, Cayol ayant su saisir l'indication importante, et dégager l'élément douleur de l'élément fluxionnaire, obtint, à l'aide de l'opium, de si beaux résultats. Ce praticien ne vit dans cette épidémie que des fièvres nerveuses avec cérébrite, méningite, spinite, et tel fut le succès de sa pratique, que le docteur Chauffard, d'Avignon, trop préoccupé jusque-là de l'élément inflammatoire, ne put s'empêcher de rendre hommage au tact de son habile confrère, qui avait su s'élever plus haut que les altérations cadavériques, en remontant aux causes qui les déterminaient.

Quand on lit Hippocrate, on est frappé de ce qu'à chaque pas, à mesure qu'il veut énoncer une vérité, cet homme sage s'arrête en disant : *eu égard à telle chose, eu égard à telle autre.* C'est que, effectivement, dans l'observation et dans le traitement de la vie humaine, il y a des égards continuels et infinis à avoir, surtout quand il s'agit de l'élément psychologique et moral qui domine tout l'homme. Que le praticien n'oublie jamais, nous ne cesserons de le répéter, qu'au moment où une maladie frappe un individu, le ton vital n'est pas le même dans tous les cas, et que, par conséquent, l'action et la réaction vitales se comportent différemment. De là cette variété d'états morbides qui peuvent dépendre de conditions physiologiques toutes particulières, comme, par exemple, chez les femmes nouvellement accouchées ou nourrices, chez les goutteux, les syphilitiques, et dont il faut rechercher avec soin le fil sympathique qui doit conduire le praticien jusqu'au point de départ du mal.

TROISIÈME OBSERVATION. — *Délire maniaque chez une nouvelle accouchée, due à une impression morale. — Guérison par les toniques.*

Une dame de trente-huit ans se rétablissait de son onzième accouchement, lorsqu'à la fin du quinzième jour, elle fut prise d'une tumeur dure et profonde du côté droit du bassin, avec une fièvre intense. Après des saignées locales et réitérées, l'état fébrile se calma, la tumeur devint indolente et sembla diminuer graduellement de volume.

Sur ces entrefaites, un événement arrivé dans sa famille, vint l'alarmer et l'agiter; elle commença immédiatement à tenir des propos extravagants et incohérents, et, après une nuit passée dans l'agitation, elle fut trouvée le lendemain dans la plus grande exaltation, parlant continuellement, criant et s'agitant violemment avec une expression de stupidité et un pouls petit et rapide. Elle fut traitée par la saignée locale, les laxatifs, les applications froides sur la tête, etc., avec peu d'avantage, ou même sans aucun avantage. Lorsque je la visitai le lendemain matin, je la trouvai assise sur son lit, avec l'apparence d'une maniaque; ses mains étaient dans une continuelle agitation, et elle ne cessait de tenir des propos extravagants. Le pouls était fréquent et faible, et l'aspect de la malade indiquait l'épuisement.

En consultation avec le médecin éclairé qui lui donnait des soins, je fis connaître mon expérience sur la nature fatale de cette maladie, et je proposai d'essayer un traitement stimulant.

On lui administra, en conséquence, immédiatement un verre de vin qui amena évidemment une diminution dans les accidents. On prescrivit de le renouveler toutes les heures.

— A la fin de la quatrième heure, elle jouissait entièrement de toutes ses facultés et de sa raison : son pouls donnait quatre-vingt-dix pulsations et était convenablement développé. Dès ce moment, les accidents furent dissipés sans retour. (Abercrombie, *Traité des maladies de l'Encéphale*, p. 91.)

Réflexions. — Wepfer et Sydenham guérissaient ainsi par le simple usage des cordiaux et des analeptiques, ce délire paisible qui succède quelquefois aux fièvres intermittentes.

« J'ai eu recours au même traitement, avec le même avantage, dans plusieurs autres circonstances, tant sur des hommes que sur des femmes. La plus grande difficulté est de décider les cas particuliers auxquels ce traitement est applicable. Il semble que ce soit ceux dans lesquels l'excitation générale est jointe à la petitesse et à la grande fréquence du pouls, et à la pâleur et à l'épuisement du malade. Lorsque ces symptômes existent, quelque violente que soit l'excitation générale, je ne crains pas d'y avoir recours, et, dans un grand nombre de cas, j'ai eu des motifs d'en être satisfait, dit Abercrombie. »

Qu'il me soit permis de comparer dans les faits de ce genre l'action du stimulus alcoolique à l'action du stimulus moral, qui détermine parfois des effets non moins surprenants, comme dans l'observation suivante :

QUATRIÈME OBSERVATION. — *Délire aigu avec l'idée de suicide, guéri par une impression morale.*

Une jeune femme de vingt-trois ans, nourrice, avait vu, sous l'influence d'une impression morale, son lait se supprimer tout à coup. Il existait chez elle une fièvre vive, un refus absolu des aliments et des boisons, et il y avait eu des tentatives de suicide. La médication la plus énergique consistant en émissions sanguines, purgatifs, vésicatoires, etc., avait été employée sans succès, lorsque cette femme, se dérobant à la surveillance de ses gardes, alla se précipiter dans un puits.

Au grand étonnement de ses parents accourus à son secours, elle cria qu'on la retirât du puits, car elle était guérie. Effectivement, dès ce moment tous les accidents cessèrent et le rétablissement fut complet. (*Du délire aigu dans les établissements d'aliénés.* — Brierre de Boismont).

Réflexions. — Dans cette observation et dans tous les faits du même genre, nous croyons que la secousse morale agit en rétablissant dans l'organisme l'harmonie générale, dont l'ensemble du système nerveux est l'instrument principal. C'est ainsi qu'un parfum agréable, que quelques gouttes d'un vin généreux en rappellant la vigueur chez l'homme épuisé et défaillant, agissent sur le sentiment vital qui est en connexion avec le tact général de l'organisme, et opèrent, par conséquent, une réaction salutaire.

Mais une observation importante et sur laquelle nous devons appeler toute l'attention du praticien, parce que c'est un point des plus délicats en médecine, c'est de savoir bien graduer la révulsion morale pour ne pas appliquer des stimulus intempestifs à l'organisme débilité ou en éréthisme.

Récamier a fait à ce sujet des remarques très-judicieuses en traitant des fièvres *nerveuses, sthéniques, asthéniques* et *refractaires.* (*Recherches sur le cancer*, t. II, p. 650 et suivantes).

Cependant nous devons dire que les affusions, les *bains de surprise* ont eu souvent les plus heureux résultats dans les différentes espèces de pyrexies nerveuses, nouvelle preuve de leur action thérapeutique sur le moral des malades.

Willis, Bonnard (*Journal de Vandermont*), t. LXIV, p. 47, année 1785), citent des observations de délire aigu ayant résisté à tous les traitements les plus rationnels chez des maniaques qui furent guéris par des bains de surprise. On faisait conduire ces malades sur les bords d'une rivière dans laquelle on les précipitait inopinément, et cette secousse morale produisait une révulsion salutaire. — Et, après cela, serait-il déraisonnable d'attribuer les succès des affusions et de l'hydrothérapie autant à la révulsion morale qu'à la soustraction du calorique? Sans doute l'impression subite et profonde déterminée par ce moyen énergique sur la plupart des malades, doit avoir, du moins à mon avis, une grande part dans les effets heureux qu'on en retire.

Appelé en consultation pas le docteur Dubois, pour une jeune fille de seize ans, au vingt-deuxième jour d'une fièvre grave, et chez laquelle était survenu un délire violent depuis quelques jours, je proposai à notre confrère d'agir par les affusions. Immédiatement après la première, le délire se calma, et, la nuit suivante, la malade n'eut qu'un délire léger dont on la tirait en lui adressant la parole. Cependant l'agitation et un délire bruyant ayant reparu, je fus rappelé de nouveau ; mais ma vue seule et le souvenir des affusions lui causaient tant d'appréhension, que la raison revenait, à chacune de mes visites, chez cette jeune malade, qui guérit, du reste, parfaitement.

§ 4. *Nouvelles preuves de l'heureuse influence de la révulsion morale.*

Je n'ignore pas qu'il peut paraître ridicule de vouloir faire jouer à la médecine morale un rôle trop considérable, et je ne m'arrêterais pas à prouver la part immense qu'elle a le droit de revendiquer dans le succès d'un grand nombre d'agents thérapeutiques, si je n'y étais, en quelque sorte, autorisé par l'exemple des médecins les plus compétents. — C'est ainsi que M. le docteur Blache rendait parfaitement justice à la grande influence du moral, quand il disait à Madame la comtesse de Chev., qui avait pour médecin Récamier, mais dont il soignait les enfants malades de la rougeole, et qui en était elle-même menacée: « Madame, il n'y a que M. Récamier capable de vous traiter. » Et quelques jours après, en voyant le succès d'un traitement qu'il n'aurait jamais songé à employer chez une femme d'une surexcitation nerveuse toute particulière : « Ne vous le disais-je pas, ajoutait-il, madame, qu'il n'y avait que M. Récamier pour vous traiter ici. »

Il est certain que cet habile praticien était le seul à imaginer de ces moyens singuliers, bizarres, peut-être même ridicules au premier abord, mais qui n'en étaient pas moins réfléchis. Ainsi quand il faisait asseoir une femme de chambre sur le ventre de sa maîtresse tourmentée par d'atroces douleurs nerveuses, sans doute il recourait à un remède bien extraordinaire, mais qui le paraît moins quand on se rappelle cette époque où la gastrite était dans toutes les têtes. Or, pour combattre cette espèce de monomanie, il importait de rassurer la malade, en frappant fortement son imagination.

Au reste, la compression n'est point à dédaigner dans beaucoup d'affections nerveuses. C'était la méthode de S. Brown qui cite deux observations de convulsions alternant avec une manie momentanée, et où il obtint un soulagement notable par une forte compression à l'épigastre.

Et puis, il faut bien le dire, la physionomie de Récamier, son attitude, son air lui donnaient sur ses malades un empire qui devenait un de ses moyens de guérison ; ce qui se comprend aisément, puisque les troubles nerveux ne se déclarant souvent que sous une vive impression morale, il suffit souvent aussi, pour rétablir l'équilibre rompu, et l'harmonie générale dans l'organisme, d'agir fortement sur l'esprit du malade, et c'est alors qu'un regard, qu'une parole, ont parfois une influence non moins salutaire qu'un bouillon, qu'un peu de vin ou une liqueur alcoolique. — En voici encore un exemple :

CINQUIÈME OBSERVATION. — *Affection nerveuse-hystérique, guérie par une secousse morale.*

Je fus invité, il y a quelque temps, à visiter une personne sur laquelle le pronostic le plus fâcheux avait été porté par son médecin ordinaire. Elle était malade depuis plus d'un mois, et elle avait été administrée le jour même où je la vis. C'était une femme de quarante ans que je trouvai avec un visage pâle, décoloré, un pouls à cent vingt pulsations et dans un découragement complet. Son médecin habituel n'avait pas voulu se trouver à la consultation, prétendant que c'était inutile, et la malade elle-même semblait n'accepter ma visite qu'avec une certaine répugnance, tant elle était convaincue de sa fin prochaine. Des sangsues appliquées, à plusieurs reprises, à la région épigastrique, des purgatifs répétés, six grammes de sulfate de quinine administrés à différents fois, et enfin deux vésicatoires aux jambes, telle avait été, en somme, la principale médication.

Je ne découvris néanmoins chez cette malade aucun symptôme par trop alarmant. A l'exception d'une surexcitation nerveuse générale qui lui arrachait des cris quand on voulait la palper, et d'un bruit de souffle dans la région du cœur, aucun organe ne me paraissait compromis, et, après un examen sérieux, je fus convaincu que j'avais affaire à une affection hystérique. — Prenant alors un air très-rassuré : Mademoiselle, lui dis-je, vous êtes guérie, et dans trois jours vous vous promènerez. — Comme elle n'avait ni vomissements ni nausées, je la forçai à prendre de la nourriture devant moi, lui ayant donné auparavant, pour la rassurer, une cuillerée d'eau d'un verre dans lequel j'avais mis une goutte de Laudanum. Elle suça un petit os de poulet, et but ensuite quelques cuillerées de vin rouge. J'ordonnai un second repas dans la journée, précédé toujours d'une cuillerée d'eau laudanisée qui devait, avais-je assuré, faire passer l'alimentation. La nuit suivante il y eut, pour la première fois, quelques heures de sommeil. Dès lors, rassurée sur son état, elle reprit de l'espérance, et, trois jours après, comme je l'avais pronostiqué, elle se levait et se promenait dans sa chambre.

Réflexions. — On hésite à rapporter de semblables observations; mais nous connaissons, tous, les tristes résultats de cette pusillanimité sous l'influence de laquelle la sensibilité se retire ou s'exaspère, et l'intelligence s'exalte ou s'évanouit. Cette pusillanimité d'habitude, qui imprime à l'innervation une mobilité si grande et rend le système nerveux si susceptible aux moindres impressions, devient plus fatale encore quand elle est entretenue par les craintes exagérées d'un médecin, qui devrait, au contraire, exercer une action si salutaire sur le moral de son malade.

SIXIÈME OBSERVATION.

Un des grands-vicaires de notre ville me pria, il y a quelques années, de partir avec lui pour voir une jeune nièce de dix-neuf ans, qu'on croyait rendue à ses derniers moments.

Le médecin, homme intelligent et éclairé, du reste, qui lui donnait des soins, voyant le peu d'efficacité des moyens employés, avait porté l'alarme dans la famille, en croyant à une squirrhe de l'estomac.

Je trouvai, à mon arrivée, une jeune fille d'une pâleur extrême, et dont l'estomac ne pouvait rien supporter depuis longtemps. Menacée à chaque instant de lipothymies, elle avait sans cesse un flacon de vinaigre pour ranimer ses forces défaillantes.

Après un long entretien avec son médecin qui, convaincu de l'existence d'une lésion organique, regardait tout traitement comme inutile, je lui proposai d'agir par les affusions, lui représentant qu'un simple éréthisme nerveux pouvait simuler une lésion organique, surtout chez une jeune fille de dix-neuf ans. Malgré toutes mes observations, il refusa de s'associer à mon traitement, et il m'en laissa toute la responsabilité. Cependant, dès les premières affusions, il y eut une amélioration sensible que l'espoir et la confiance contribuèrent à consolider. Cette jeune fille est aujourd'hui mariée.

Eh bien ! croirait-on que, par une de ces sottes manières dont les hommes sont faits, son médecin, qui était en même temps son parent, ne voulut même pas lui faire une simple visite pendant tout le temps qu'elle fut soumise à un traitement qu'il n'avait pas approuvé.

Mais, sans nous arrêter plus longtemps sur la faiblesse morale d'un sexe qui aurait du moins quelques excuses en sa faveur, tournons les yeux vers cet homme qui, sans aucune lésion préalable des organes, est tellement esclave de la vie qu'il devient lui-même l'auteur de ses propres tortures.

M. le docteur Cerise (*Mémoires sur la surexcitation du système nerveux*), cite à cet égard un fait très-curieux et qui doit trouver ici sa place.

SEPTIÈME OBSERVATION.

L'abbé D.... est un homme de trente-deux ans, d'une constitution assez bonne, mais extrêmement méticuleux; il est très-crédule et il n'est pas difficile de lui persuader qu'il est très-malade. A la suite de quelques mouvements fébriles, occasionnés par une légère cystite et qui ne présentaient absolument rien de sérieux, on lui conseilla un jour de se coucher et de se soigner. La nouvelle de sa maladie excita la sollicitude des habitants de son village qui lui étaient entièrement dévoués. Ces témoignages de sollicitude ajoutés aux soins des personnes de sa famille qui l'entouraient, ne tardèrent pas à lui persuader qu'il était dangereusement malade. L'agonie ne tarda pas à se présenter à son esprit. Il fit appeler un notaire et le curé du village voisin. C'était plus qu'il n'en fallait pour amener au presbytère tous les habitants du village. — Tous pleuraient, priaient à haute voix, et le *mourant* priait avec eux.

.... Le curé, prêtre bon et intelligent arrive. — Aussitôt la scène change, car, après l'avoir bien examiné : « Mon ami, lui dit-il, vous n'êtes pas aussi malade que vous le pensez. »

Un sourire brilla alors sur les lèvres du patient; mais ce sourire fut celui d'une de ces espérances qui renaissent tout-à-coup et qui disparaissent bientôt. Mais le curé fit tout préparer pour soustraire son confrère au lugubre cortége qui l'entourait; il lui fit en peu de mots une exhortation au courage et à l'espoir, le décida à se lever à s'habiller. Après lui avoir fait prendre un bouillon, il n'hésita pas à le mettre en selle sur son cheval, se réservant de l'y maintenir en se plaçant lui-même en croupe. Il le conduisit ainsi, après une heure de marche, jusque chez lui où je fus appelé à le visiter.

Le voyage avait eu lieu sans accident et très-gaîment, grâce aux plaisanteries du curé. Informé de ces circonstances, je me hâtai d'entrer dans la chambre de notre ressuscité qui dormait, depuis sept heures, du sommeil des bienheureux. A onze heures du soir, j'allai le voir de nouveau; le sommeil avait ranimé ses forces, je dirai presque son appétit, car je crus convenable de lui faire apporter un énorme potage qu'il prit avec bonheur.

Le lendemain, il dormit la grasse matinée; et, à midi, en revenant d'une de mes courses, je le trouvai se promenant dans son jardin, ayant bien déjeuné, et récitant son office, un bréviaire à la main.

Réflexions. — Ce fait, quelque singulier qu'il paraisse, n'est pourtant que la répétition de cet affaissement moral que nous rencontrons si souvent dans la pratique. « Or, comme l'a dit un médecin célèbre, quand l'homme réfléchit sur sa condition physique et morale, il devient malade. Nous tous qui vivons dans ce monde, nous sommes malades, nous avons tous notre route tracée vers la tombe, et il ne faut pas grande attention pour trouver le chemin qui nous conduit à la mort. Qu'importe? Tant que nous sommes assez bien portants pour faire notre journée, et pour goûter le repos après le travail, avons-nous besoin de nous occuper de notre corps?.... Bien des siècles, avant le traité d'Hufeland, l'*art de prolonger la vie*, Attar, le sage persan, avait indiqué cinq moyens d'abréger la vie : le premier, c'est la misère dans la vieillesse ; le second, c'est une maladie prolongée ; le troisième, un long voyage ; le quatrième, est d'avoir toujours le regard fixé sur la tombe ; le cinquième, est la peur, ce moyen infaillible qui tue plus sûrement et plus vîte que l'épée de l'ange exterminateur. » (Feuchterleben, *Hygiène de l'âme.*)

HUITIÈME OBSERVATION.

Appelé par Mme Sal..., il y a peu de temps, auprès d'une personne se croyant vouée à une mort certaine, à cause d'une prétendue tumeur à l'estomac contre laquelle les sangsues, les cautères, les bains de ciguë avaient été inutilement employés, je la trouvai dans un état de démoralisation complète. Quand je la vis, son premier mouvement fut de me placer la main sur son estomac où l'on sentait effectivement des battements très-prononcés à cause de la maigreur du sujet condamné depuis vingt-cinq jours à l'abstinence la plus sévère. Peut-être ces battements auraient-ils pu en imposer pour l'existence d'un anévrysme de l'aorte abdominale ou du tronc cœliaque, erreur que Laënnec avoue avoir commise lui-même conjointement avec Bayle, mais on ne distinguait aucune tumeur à l'estomac ni ailleurs. — Je tâchai de la rassurer de mon mieux, et, voyant qu'elle n'avait aucune répugnance pour les aliments, je lui fis apporter un léger potage qu'elle mangea devant moi sans trop de difficulté, puis elle prit, par dessus, deux doigts d'un vin généreux. J'ordonnai, pour la nuit suivante, une petite pilule d'un centigr. d'extrait thébaïque et de morphine. Le sommeil fut excellent. Le lendemain la malade continua à aller mieux. Quelques jours après, elle se levait, et, au bout de huit jours, le rétablissement était complet.

Cette cure si facile fit l'admiration de Mme Sal... et du

prêtre qui avait administré cette malade; mais elle n'étonnera pas le médecin qui comprend l'alliance de l'âme et du corps. Que de fois, en effet, ne lui arrive-t-il pas de voir l'homme abattu dans sa faiblesse, et forcé de comprimer en lui-même le ressort le plus puissant de la vie, se relever, grâce à l'heureuse influence d'une réaction morale suscitée par l'intervention du médecin, ou par quelque événement inattendu.

NEUVIÈME OBSERVATION.

Une jeune dame à laquelle je donnai des soins, était sous l'influence d'une chloro-anémie qui avait déterminé des troubles nerveux du côté du cerveau et du cœur. Depuis huit jours il s'était déclaré une fièvre que je regardais comme nerveuse, et que j'attribuais au chagrin d'être éloigné de son mari. Quelques paroles incohérentes ayant jeté l'alarme dans la famille, on appela, en mon absence, un médecin qui la saigna. Le soir, à notre consultation, les accidents nerveux tels que le délire et l'agitation ayant augmenté, notre confrère voulut faire une application de sangsues derrière les oreilles et à laquelle je m'opposai fortement. Je ne sais si mon opinion aurait prévalu longtemps, mais heureusement que le lendemain le mari arriva inopinément, et le plaisir de le voir opéra chez notre malade une modification si heureuse que, deux jours après, elle était rétablie.

Voilà donc une femme à la sensibilité délicate, aux impressions vives, à la volonté défaillante chez laquelle se seraient développés, sous l'influence des émissions sanguines, ces mouvements désordonnés qui jettent l'économie tout entière dans la confusion, sans une vive réaction morale déterminée par l'arrivée de son mari.

Sous le nom de nervosisme aigü, M. le docteur Bouchut rapporte quelques observations intéressantes qui ont beaucoup d'analogie avec celles que nous consignons ici.—Chez une jeune femme de vingt ans, mariée depuis cinq mois, et devenue peu à peu dyspeptique, la diète, le repos au lit, un vomitif n'avaient fait qu'aggraver un état nerveux durant depuis cinq semaines, et qui avait eu, pour conséquence, un amaigrissement considérable. Le nervosisme aigü était caractérisé par la fièvre, le ptyalisme, la faiblesse, l'inappétence, les vomissements et l'insomnie, sans modification appréciable des solides ou des liquides. M. Bouchut fit aussitôt donner à la malade des côtelettes, de l'eau rougie, et, comme médication, il prescrivit du sulfate de quinine à petite dose, et des irrigations d'eau froide sur le corps. *Trois jours après*, cette jeune femme se promenait dans son jardin, et, quelques semaines plus tard, elle venait de son département à Paris.

Certes, je ne veux point contester ici les heureux effets de la médication, mais on me permettra peut-être d'attribuer à la médecine morale *le prompt rétablissement* de cette jeune femme. Car la confiance, le courage, l'espoir, ces utiles soutiens de la santé, ne sont pas, dans bien des cas, des circonstances moins favorables à la guérison.

Ainsi, à côté de cette observation, le docteur Bouchut en cite une autre qui en diffère bien peu ; mais il fallut alors *quatre mois* d'un traitement hydrothérapique et ferrugineux, *complété par le séjour à la campagne*, pour rétablir intégralement la santé. Et ici encore quoi de plus propre que le séjour à la campagne pour impressionner favorablement le moral? L'intelligence et l'âme se colorent des reflets d'un horizon lointain. L'air pur, la lumière, le parfum des fleurs en disposant favorablement le moral, ont une action bien décisive sur les fonctions de l'économie, comme l'a prouvé Zimmermann en traitant des effets *de la solitude.*

Mais citons encore une observation qui atteste la puissante influence des idées et des impressions morales sur toutes les fonctions des organes en général.

DIXIÈME OBSERVATION. — *Fièvre hectique morale. — Guérison par réaction morale.*

Melle G..., âgée de vingt-six ans est d'une constitution tellement délicate, tellement nerveuse et impressionnable, que, dès son enfance, elle était sujette à des tremblements, à des spasmes, pour peu que la cause physique ou morale qui agissait sur elle, eût un certain degré d'intensité. — Le père de cette demoiselle ayant éprouvé des revers de fortune, ce qui lui restait de bien-être fut mis en question par un procès dont l'issue fatale ou heureuse devait décider du sort de ces deux personnes. Melle G... ne put supporter de pareilles secousses ; elle maigrit rapidement ; le sommeil fut continuellement troublé, les digestions devinrent imparfaites ; une constipation que rien ne pouvait vaincre, fut l'indice de la maladie. Bientôt la peau devint sèche, surtout à la paume des mains ; une chaleur acre se faisait sentir en différentes parties du corps, notamment à la tête, car les pieds étaient constamment glacés ; puis urines rares et rouges ; pouls fréquent, inégal ; exacerbation le soir, mais avec des retours irréguliers ; amaigrissement continuel. Cet état persista près de trois mois, malgré les moyens très-méthodiques qu'on employa pour la combattre. La vie de la malade paraissait en danger ; mais son père ayant gagné le fatal procès d'où dépendait leur fortune, il se fit alors chez la jeune personne une révolution des plus salutaires ; en peu de jours les accidents cessèrent ; il ne resta plus que de la faiblesse. Le séjour à la campagne, l'équitation, eurent bientôt rétabli complétement la santé. — (Reveillé Parise. — *Bulletin de thérap.*, t. 8.)

Réflexions. — En intitulant cette maladie *fièvre hectique morale*, j'ai eu pour but d'attirer l'attention sur ces cas, assez fréquents dans la pratique, où l'on voit des accidents graves du côté des organes cérébraux et ganglionnaires céder avec une promptitude étonnante à l'emploi d'un moyen général ou d'une révulsion morale. — Or, peut-on croire que ces accidents fussent liés à des modifications organiques phlegmasiques ? Il me serait facile d'accumuler des observations dues à des hommes distingués et spécialement à M. Gendrin, qui prouveraient qu'un affaissement moral peut, de même qu'une alimentation insuffisante, être une cause incontestable de marasme et de fièvre lente. Dans tous ces cas, les accidents augmentent lorsqu'on veut les combattre par les sangsues et la diète si utiles dans le traitement des véritables inflammations, tandis qu'on les voit céder, comme par enchantement, à l'annonce d'un événement heureux qui relève les forces de l'organisme, comme une alimentation succulente les releva dans l'observation suivante. Or, avant tout, dans ces fièvres, dit Wyhitt, il faut pourvoir à la réparation alimentaire pour prévenir le marasme.

» On apporta à l'hospice de Varsovie une femme de cinquante ans, dans le marasme le plus complet, avec des accès de fièvre lente ; les réponses de cette malheureuse ne firent découvrir d'autre cause de son état que la disette, et la promptitude de son rétablissement, par le seul secours d'une *diète succulente*, fit juger que cette cause était la véritable. (*Observat. cliniq. de l'hôpital de Varsovie*, par Broussais, *Recherches sur la fièvre hectique.*) » Quiconque a réfléchi sur ce qu'il éprouve à la suite d'un repas assez copieux comprendra parfaitement la promptitude avec laquelle les sens reprennent leur activité, les fonctions du cerveau leur énergie, les muscles leur vigueur.

Mais le point important et capital, on le voit encore ici, c'est de remonter à la cause de l'état nerveux; et, pour cela, le praticien n'oubliera jamais d'interroger toutes les causes morales qui sont sous l'influence de l'instinct de conservation, de l'instinct de reproduction, de l'instinct de relation et du sentiment religieux, ces quatre grands moteurs de l'humanité, suivant qu'ils peuvent devenir causes de maladies, ou qu'ils sont susceptibles d'imprimer aux affections pathologiques déjà préexistantes un caractère, une marche et une terminaison plus ou moins funestes, lorsqu'ils sont détournés de leurs voies naturelles. Alors, en effet, tous les troubles variés de l'intelligence prendront naturellement un caractère plus ou moins grave, suivant l'âge, les conditions et les habitudes de l'individu.

C'est ainsi que la jalousie n'offre pas généralement les mêmes phénomènes chez les adultes que dans le jeune âge qui n'est pourtant pas un obstacle à cette passion, car, dit le docteur Brierre de Boismont, dans son *Traité du suicide*, on voit quelquefois des enfants se tuer par cette seule raison.

M. le docteur Rayer est à Paris le médecin et l'ami d'une famille à laquelle je donne également des soins. La mère, Mme L., aussi distinguée par ses qualités aimables et attachantes que par sa haute position sociale, reçoit habituellement beaucoup de monde. Elle a deux jeunes filles dont l'aînée pleine d'entrain, d'esprit et d'amabilité, fixait plus particulièrement l'attention; elle était l'objet de plus de prévenances que sa sœur âgée seulement de dix à onze ans, et que l'on regardait naturellement comme un enfant. Cependant à la suite d'un état de tristesse et de mélancolie que l'on ne s'expliquait pas, cette dernière tomba dans un dépérissement inquiétant. Une petite toux, de la fièvre et un amaigrissement notable, donnaient la plus vive inquiétude, encore bien qu'on ne pût encore rattacher ces symptômes à aucune lésion organique. Heureusement que quelques indices qui n'échappèrent pas à l'œil observateur du docteur Rayer, mirent sur la voie de la cause morale de cet état alarmant. La sœur aînée qui n'avait encore que quatorze ans, mais dont les succès brillants offusquaient cette jeune imagination, fut placée au Sacré-Cœur, et, dès ce moment, la santé ne tarda pas à reparaître avec la gaieté chez notre petite malade.

Réflexions. — Ces expressions, *la fureur circulant dans les veines, remuant la bile ; la joie faisant tressailir les entrailles ; la jalousie distillant ses poisons dans le cœur,* ne sont donc point, ainsi que l'avait noté Bichat, des métaphores employées par les poètes, mais l'énoncé de ce qui est réellement dans la nature; et, à chaque pas que nous faisons, nous constatons ces rapports intimes qui lient l'âme à tous les organes. La colère, l'amour, l'ambition, la jalousie inoculent, pour ainsi dire, aux humeurs une altération plus ou moins profonde, d'où découle cette longue suite d'affections aiguës ou chroniques, triste attribut de la pauvre nature humaine; et c'est là ce qui oblige l'observateur à remonter aux passions du malade pour trouver le principe de son mal.

De quelle importance, on le comprend maintenant, n'est-il

donc pas pour le médecin juge intelligent de la vie intime, d'entrer dans l'examen de ces causes secrètes qui, en modifiant le travail nutritif, portent leur influence sur la vie organique. Et quel auxiliaire pour le traitement de ces affections où le cerveau est l'organe le plus immédiatement actif, ne trouvera-t-il pas dans le sentiment religieux, seule force souvent assez puissante pour contrebalancer l'excès d'énergie ou la dépravation des autres mobiles humains. Des observations plus nombreuses n'ajouteraient rien à la confirmation de ce fait que, dans beaucoup de maladies nerveuses, une foi vive a la plus grande part à la guérison, quand les forces vitales ne sont pas affaiblies au point de ne pouvoir réagir contre le mal qui les opprime ; aussi finirons-nous par l'observation suivante.

ONZIÈME OBSERVATION.

Une jeune personne déjà subitement guérie, à la suite d'un pèlerinage, d'une névrose hystérique confondue avec une lésion de la moëlle épinière, et contre laquelle on avait vainement employé un grand nombre de cautères et de moxas le long de la colonne vertébrale, était entrée au couvent. Elle s'y trouvait à peine depuis quelques mois lorsque sa santé redevint chancelante, et ne lui permit pas d'y faire un long séjour. De retour dans sa famille, elle est reprise d'une douleur violente s'étendant sur tout le trajet de l'épine, avec des attaques de palpitations, et différentes sensations pénibles dans l'estomac et les intestins. Cependant la fièvre s'établit bientôt, elle eut des mouvements convulsifs avec perte de connaissance et des douleurs atroces dans la région hypogastrique. Des symptômes se rapprochant de ceux de la chorée et de la catalepsie se manifestèrent, et telle était la difficulté de la déglutition qu'une simple cuillerée d'eau produisait des spasmes ressemblant au tétanos. Aussi, pendant tout le temps de sa maladie, ne put-elle presque rien avaler. Transportée dans une maison de santé, Mlle .... continua à offrir les phénomènes les plus bizarres et qui étonnaient le médecin de l'établissement. Une hémiplégie du côté droit et une paralysie complète de la vessie vinrent encore aggraver cet état; ce qui aurait pu confirmer dans leur opinion les médecins qui l'avaient soignée dans sa première maladie, et qui avaient cru à une lésion grave de la moëlle épinière, malgré l'avis contraire du docteur Trousseau. Cependant il y avait cinq ou six semaines qu'elle offrait ces graves symptômes contre lesquels avaient échoué toutes les médications, lorsqu'un beau matin, après avoir reçu la communion, elle se leva comme si elle n'eut jamais été malade, et toutes les fonctions se rétablirent immédiatement. Depuis, elle est rentrée au couvent, et sa santé est toujours excellente.

Réflexions. — On retrouve dans cette observation les symptômes de la paralysie hystérique qui a fait l'objet d'un mémoire fort intéressant publié par le docteur Maurice Macaris (*Annales médico-psych.*, 1844). — Seulement nous remarquerons qu'ici l'anesthésie était incomplète, car la paralysie n'existait que d'un seul côté du corps. On trouve dans différents recueils, et, entr'autres, dans la *Gazette médic. de Toulouse* (année 1833), des observations de paralysie hystérique affectant le type intermittant, et dont triompha le sulfate de quinine. Ici l'action salutaire exercée par la religion est trop évidente pour être méconnue. Au reste, des faits semblables ont dû, plus d'une fois, frapper les anciens qui avaient su si bien apprécier la liaison intime du moral et du physique. « Ils prétendaient, dit J. Frank, que la doctrine des maladies du système nerveux est unie aux préceptes de la religion et aux règles de la morale » ; et cela, a tel un point, que Broësiche avait écrit ces remarquables paroles : « *Tanta est inter Deum, religionem et medicum connexio, ut sine Deo et religione nullus medicus exactus esse queat.* »

Mais nous aurons à revenir tout à l'heure sur ce sujet, à propos des maladies nerveuses à forme chronique. Bornons donc ici nos observations de pyrexies nerveuses, et résumons en quelques lignes les points saillants qu'elles présentent à considérer.

§ 5. RÉSUMÉ ET CONCLUSION.

Des observations que nous avons présentées nous déduirons les conclusions suivantes :

1° Il existe des pyrexies nerveuses sans altération primitive du tissu nerveux, et déterminant, parfois néanmoins, des symptômes en apparence aussi graves que si le cerveau et la moëlle épinière étaient profondément lésés.

2° Le diagnostic en est parfois très-difficile. Ainsi Cullen (*Méd. prat.*, t. Ier, p. 230), nous dit que, d'après la difficulté de reconnaître la frénésie idiopathique, on est embarassé quand il s'agit de faire l'application de ce que les praticiens ont avancé sur ce qui pouvait être utile ou nuisible dans cette maladie. C'est également l'opinion du docteur Gendrin. « Il y a des cas, dit ce praticien, dans lesquels le diagnostic est très-obscur ; telles sont, par exemple, des manies aiguës qui ne dépendent évidemment pas d'une lésion cérébrale que l'examen des organes, après la mort, puisse faire reconnaître, quoique l'on ait observé, pendant la vie, tous les symptômes qui sont considérés comme caractéristiques des maladies encéphaliques; tels sont encore des délires aigus symptomatiques des maladies des principaux viscères, sans qu'il existe aucune maladie cérébrale. (*Trad. d'Abercrombi sup. cit.* p. 98). Telle était également l'opinion de Willis, Fodéré, Lelut, etc.

3° Or pour arriver, autant que posible, à un diagnostic exact, il faut bien se pénétrer de cette vérité émise par Galien: « *Morbi dignotio et curatio pendent ex intellectione affectus et non partis affectæ.* » Et, pour cela, il sera nécessaire de remonter à la cause de ces pyrexies nerveuses qui ne doit pas être cherchée toujours dans une irritation, une dyspepsie, ou dans une maladie des principaux viscères, puisqu'il suffit souvent d'une simple cause morale pour les déterminer, surtout dans certains états diathésiques, comme l'accouchement, l'allaitement, l'hérédité, etc. Du reste, comme le remarque le docteur Brierre de Boismont, le désordre mental révèle souvent la cause nerveuse du délire, qui a parfois des rapports très-intimes avec l'aliénation mentale. Deux phénomènes notés par Whytt, et dont j'ai pu vérifier plusieurs fois l'exactitude pour le diagnostic des maladies nerveuses, c'est le trouble dans l'excrétion urinaire souvent d'une limpidité extrême, et la chaleur superficielle de la peau au milieu de tous les désordres nerveux. Joignons encore à ces symptômes la fraîcheur de la physionomie, malgré une abstinence complète de plusieurs mois.

4° L'action morale agit dans tous les cas de la manière la plus évidente, puisqu'il est certain qu'une impression morale très-vive a suffi fréquemment pour faire disparaître, à l'*instant même,* les accidents les plus graves, alors qu'une médication énergique n'avait eu aucune influence; point important quand il s'agit d'apprécier la part des médicaments dans le traitement des maladies nerveuses.

5° Comme toute médication, la médecine morale a besoin, pour réussir, de trouver un organisme sensible à son action ; et, pour cela, il importe de ne pas laisser échapper le moment favorable, comme le prouve notre deuxième observation : *occasio præceps* répéterons-nous avec Hippocrate, et cela est surtout vrai dans les maladies nerveuses. Car pour peu que la perversion de l'innervation se prolonge, la nutrition des divers organes se dérange, des congestions s'y établissent, et ce qui n'était d'abord qu'une maladie nerveuse, se transforme, plus ou moins promptement, en une profonde lésion organique.

Disons, toutefois, que les effets toxiques des affections morales ne se manifestent ordinairement que lentement. Si, comme le soutenait Élie de la Poterie, frère du célèbre Élie de Beaumont, les quatre cinquièmes des hommes meurent par suite d'une affection morale, nous conviendrons que ce n'est qu'à la longue que les ressorts de l'économie usés peu à peu, finissent par se rompre tout-à coup. Le chagrin concentré ne fit pas périr Napoléon subitement, mais, semblable au vautour, il déchira peu à peu les entrailles de ce guerrier enchaîné sur son rocher de Sainte-Hélène : *Manet altâ mente repostum.*

Aussi, dans l'étude que nous allons faire du traitement moral dans les maladies nerveuses à l'état chronique, retrouverons-nous les effets de chacun des quatre grands mobiles que nous avons signalés, suivant qu'ils peuvent devenir causes de maladies, ou qu'ils sont susceptibles d'imprimer aux affections pathologiques, déjà préexistantes, un caractère, une marche et une terminaison plus ou moins funestes, lorsqu'ils sont détournés de leurs voies naturelles.

CHAPITRE VIII.

De la part de la médecine morale dans le traitement des maladies nerveuses à forme chronique.

—

§ 1er. *Définition des maladies chroniques.*

On a donné le nom de maladies chroniques à des affections dont la marche est lente, et dont les effets ne sont pas précipités, à celles dont les causes ne produisent, durant un long espace de temps, que des excitations modérées, suscitant dans l'harmonie générale des troubles plus ou moins profonds, souvent même avec des rémissions marquées, et dont les effets ne se font sentir dans l'économie que progressivement, et longtemps après qu'ils ont commencé. C'était un axiome chez les anciens que les maladies aiguës viennent du ciel, et les maladies chroniques de nous-mêmes; axiome que le docteur Tessier a voulu rajeunir en proposant, comme une nouvelle doctrine, *l'essentialité des maladies.* Les médecins *essentialistes* proclament, en effet, que la cause première des maladies est *en nous.* Cette affirmation est leur marque distinctive. Les éléments extérieurs n'agissent, n'interviennent que comme causes accidentelles et secondaires, comme éléments excitateurs révélant les aptitudes, les germes morbides qui sont en nous. De même le docteur Pidoux, en désignant sous le nom de maladies *individuelles*, les affections chroniques, a eu évidemment pour but, ainsi que le docteur

Tessier, de prouver que les altérations de structure des organes, ou les altérations des liquides ne sont que *les effets*, et non *les causes* des maladies.

§ 2. *Importance de la diathèse morale dans l'étiologie des maladies chroniques.*

Quand on cherche à pénétrer dans la pathogénie des maladies chroniques, et à reconnaître les causes de leur développement, on s'aperçoit bientôt qu'elles sont comme implantées dans les profondeurs de l'organisme vivant, qu'elles puisent leur origine dans les conditions générales de l'économie, dans ces changements profonds, lentement développés et qui vont bientôt troubler l'harmonie indispensable à la marche régulière et normale de la vie dont notre organisme est la manifestation.

Voilà pourquoi le praticien applique toute sa sagacité à reconnaître, à saisir les rapports entre les causes et l'apparition du mal. Pour l'un, la diathèse rhumatismale ou goutteuse jouera le principal rôle; pour l'autre, la diathèse syphilitique. De son côté, le docteur Beau a cherché à ramener un grand nombre d'affections nerveuses à la dyspepsie. — Sans doute, chacune de ces opinions a pour base des faits authentiques et qui demandent toujours la plus scrupuleuse attention, ainsi que nous l'avons dit ailleurs; mais il est une autre diathèse, la diathèse morale qui, elle aussi, n'a pas moins de réalité que la diathèse syphilitique, arthritique, strumeuse, etc., et que le médecin ne doit jamais perdre de vue, surtout lorsqu'il s'agit de maladies nerveuses. Les faits se pressent en foule à l'appui de ce que nous avançons.

John Hunter était atteint d'une angine de poitrine à laquelle il succomba, et dont l'*origine était une affection morale*, la crainte de l'hydrophobie, à cause d'une plaie qu'il se fit à la main en disséquant le cadavre d'un individu mort de la rage.

« La mélancolie et l'hypochondrie *simples*, dit Broussais lui-même (*Histoire des Phlegm. chroniq.*, t. II, p. 132), bornées à une modification de la faculté de sentir, pourraient peut-être faire assez de progrès pour conduire les malades à l'épuisement et au marasme. »

Ainsi donc, du moment où une sensibilité morale extrême se manifeste, craignez qu'un principe destructeur ne pénètre dans l'économie et que vous n'ayez à constater plus tard que la gravité des altérations organiques qu'il aura suscitées.

« Vous pouvez découvrir des individus qui ont souffert sans grand danger, l'atteinte des influences extérieures les plus pernicieuses, des substances délétères les plus formidables, mais cherchez un être condamné à un dévouement et à des sacrifices ignorés ou méconnus, à supporter le pénible sentiment d'une rivalité jalouse, d'intérêts froissés, de droits outragés, de longs et violents chagrins, et dont la *santé restera inaltérable*, vous ne le trouverez pas, du moins s'il a un cœur, s'il a une âme, s'il est homme enfin. » (R. Parise. — *Études de l'homme.*)

Et qu'on ne les accuse pas d'une sensibilité excessive. « C'est une vérité vulgaire, dit M. Villemain, que l'alliance de cette délicatesse trop irritable avec les mouvements et les illusions du génie. Un homme médiocre peut avoir un sot orgueil; mais il est impossible qu'un homme doué de quelque talent, n'ait pas l'âme fière, sensible, impatiente du mépris. »

En voici un exemple, il est d'hier et il se renouvellera jusqu'à la fin des siècles. « Un érudit que nous avons tous connu et aimé, parvenu à force de travail, de persévérance et d'années, à une position des plus honorables et dans laquelle il semblait à l'abri des coups du sort, est profondément blessé dans une vieille amitié. Cette ingratitude si peu prévue l'atteint dans tout son être; son sang s'altère, se décompose, il meurt foudroyé, victime de cette impressionnabilité dont il avait donné des preuves dès son enfance, et qui se manifestait encore par des larmes, lorsqu'il entendait quelque récit touchant. Un savant médecin auquel je racontais cette triste anecdote, s'écria : « Voilà comme nous mourons tous; aussi suis-je tenté cent fois de laisser là rapports et mémoires qui peuvent devenir la source de tant de douleurs poignantes. » (Brierre de Boismont.)

Sans doute on ne peut disconvenir qu'il se rencontre de ces tempéraments moraux qui résistent à toutes les injustices et à la critique même la plus malveillante, mais c'est l'exception des âmes fortement trempées, ou de quelques hommes habiles qui, glissant à côté des préjugés, se tiennent à la distance qu'il faut pour ne pas provoquer les rigueurs d'une censure exagérée. C'est ainsi que Fontenelle a pu fournir une carrière séculaire : or, nous savons que Mme de Tencin lui disait en lui mettant la main sur le cœur : « Mon pauvre ami, c'est de la cervelle que vous avez là. » Mais combien d'âmes maladives et irritables pour qui le souffle même de la calomnie est un poison mortel! Malheureux par sa gloire, ébranlé par les cris d'une cabale envieuse, Racine ne s'est-il pas en quelque sorte repenti de son génie? — Peut être même en a-t-il douté et s'est-il éteint en jetant un regard inquiet et douloureux sur les chefs-d'œuvre que nous adorons.

§ 3. *La connaissance de la diathèse morale, trop négligée dans l'étiologie des maladies nerveuses, n'est pas moins utile pour le traitement.*

C'est donc, on le comprend maintenant, au médecin désireux d'apprécier l'importance de la médecine morale et son rôle dans le traitement des maladies nerveuses, d'apporter tous ses soins à bien saisir ces distinctions capitales, et à se bien pénétrer de cette vérité que le centre de toutes les révolutions de plaisir et de peine n'est pas dans les organes qui transmettent ou reçoivent la sensation, mais dans l'âme qui la perçoit, comme nous l'avons dit ailleurs. Aussi n'ironsnous point demander des enseignements sur la pathologie de l'âme à ces médecins qui, trop préoccupés des organes, ne reconnaissent dans les actes les plus sublimes de l'homme que des produits physiques de son cerveau. — La médecine morale est nulle pour ceux qui affirment avec Asclépiade que *l'âme n'est autre chose que les sens en exercice.*

Nous n'irons pas non plus étudier la médecine morale dans les hôpitaux. — La clinique des hôpitaux, qui n'est en quelque sorte que l'étude géométrique et mécanique des organes, ne nous apprend pas la véritable séméiotique de l'âme, de ses passions, de ses souffrances, non moins importante pourtant que celle du corps et de ses organes.

Mais cette étude ressortira des enseignements d'Esquirol, Leuret, Brierre de Boismont, des savants rédacteurs des *Annales médico-psychologiques*, et de tous ces médecins distingués, en un mot, qui, n'affectant point un triste dédain pour les moyens thérapeutiques puisés dans l'étude du moral, ont consacré leur vie à étudier l'influence des modificateurs moraux dans les maladies et surtout dans les affections nerveuses, et quand nous aurons médité les ouvrages de ces médecins si estimés, nous nous convaincrons bientôt que le tempérament moral n'est pas moins utile à étudier que les tempéraments sanguins et nerveux comme signification physique de la valeur des organes.

« Placé au début de ma carrière par le hasard ou plutôt par la Providence, nous dit le docteur Brierre de Boismont, dans les hautes classes de la société, j'ai su promptement à quoi m'en tenir sur cette foule de gastralgies, de dyspepsies, de névroses de tout genre qui se présentent si souvent à l'œil de l'observateur. »

Chacun de nous a pu faire les mêmes remarques; mais aussi chacun de nous sait combien il est difficile d'espérer une guérison complète, même avec les meilleurs agents de la matière médicale, chez ces névropathiques restant dans les mêmes milieux, et soumis à ces mêmes influences qui ont déterminé l'état nerveux que l'on cherche à combattre, tandis que si l'on parvient à soustraire ces malades aux causes agissant sans cesse sur leur esprit, et à modifier la direction de leurs idées, on obtient souvent des résultats inespérés. C'est ainsi qu'à l'époque de la Révolution un grand nombre de femmes de la haute société, vivant dans la mollesse et au milieu des mets les plus succulents, furent guéries, les unes de leurs spasmes et de leurs vapeurs, les autres de leur dyspepsie et de leur ennui, par des secousses morales et un régime alimentaire bien opposé. On le comprend aisément, car toutes ces femmes qui, au temps de leur splendeur, ne se levaient qu'à onze heures du matin et ne soutenaient leur estomac faible et délicat que par de la pâtisserie dans la journée, et le soir par quelques tasses de thé dans un milieu où le système nerveux était surexcité de mille manières, trouvaient alors dans l'exercice et une vie active un nouvel estomac et de nouveaux goûts.

Barras, l'auteur du *Traité de la gastralgie*, raconte que la mort de sa fille, survenue à une époque où sa gastralgie hypocondriaque commençait à s'améliorer, emporta subitement tous les accidents nerveux.

Voilà donc ce que le médecin ne doit jamais perdre de vue alors qu'il s'agit de faire la part de la médecine morale et celle des agents thérapeutiques dans le traitement des maladies nerveuses.

Et, en effet, pour celui qui tient compte du résultat complexe d'influences distinctes telles que la nourriture, l'exercice, les voyages, les changements de lieu, d'habitude, etc., la confiance dans la puissance des agents thérapeutiques sera naturellement plus limitée. Tel était, au reste, le sentiment d'Hippocrate, de Galien, de Sydenham, de Broussais lui-même qui pensait que les médicaments ne sont que pour les maladies passagères, et que c'est à l'hygiène qu'il faut demander la cure des affections invétérées, et surtout de celles qui sont liées au plan même de l'organisation, et à la manière dont les fonctions sont modifiées par les agents dont nous sommes journellement influencés (*Phlegnas. chroniq.*, t. II, p. 256).

Citons actuellement quelques observations qui me paraissent d'un certain intérêt pour la juste appréciation des rapports plus ou moins légitimes à établir entre l'action morbide et les actions médicamenteuses.

---

§ 4. — *Faits tendant à prouver la réserve que doit apporter le praticien dans l'interprétation de l'action des médicaments, surtout dans les maladies nerveuses.*

Nous avons déjà signalé plus d'une fois l'incertitude qui reste toujours quand il s'agit d'apprécier à leur juste valeur ces médicaments tant prônés dans la cure d'une foule de maladies et dont l'action est surtout si incertaine dans les maladies nerveuses. — Que sera-ce donc dans les maladies chroniques? « Car qui sait, dit Leclerc, si les heureux résultats obtenus dans un grand nombre de maladies chroniques ne sont pas dûs plutôt à un régime convenable et bien ordonné qu'à des médicaments souvent pour le moins inutiles? »

J'avais réuni, pour l'Académie, plusieurs observations prouvant, d'une manière évidente, l'influence immense du moral dans quelques cas de mélancolie et d'hypocondrie, et la part légitime qui revient aux agents de la matière médicale; mais je les supprimerai ici, *namque vivo et scribo in aere Nannetensi.* Dans tous ces cas, les symptômes offerts par les malades avaient été interprétés d'une manière défavorable par les médecins les plus distingués. — Pour l'un d'eux, M. le docteur G.... avait intitulé sa consultation : *Commencement de paralysie générale*, et il avait prescrit un traitement très-énergique, et l'application immédiate de deux fontanelles. — Chez un autre malade, le docteur C... avait cru à un commencement de ramollissement cérébral. Chez un troisième, tous les symptômes morbides avaient été rapportés à une affection rachidienne. Chaque fois j'ai été assez heureux pour obtenir qu'on ajournât un traitement qui me paraissait peu en rapport avec l'état moral de ces malades, et nous avons eu lieu de nous en applaudir. Mais le médecin ordinaire n'a pas toujours assez d'autorité pour contrebalancer et l'effroi de la famille qui ne veut voir que des causes *physiques* dans la maladie, et l'influence d'un médecin consultant qui ne connaissant pas la vie intime du malade rapporte à une inflammation, à des congestions, à un ramollissement les désordres des fonctions perverties, et se rit de ce mot de *névrose,* lequel n'en exprime pas moins une importante réalité, malgré l'abus qu'on peut en avoir fait. Et pourtant qui mieux que le médecin de la famille peut apprécier avec plus de justesse le mode spécial de réaction vitale, ou plutôt la diathèse d'irritabilité d'un organisme qu'il connaît depuis longtemps ! Mais il est de mode aujourd'hui de changer fréquemment de médecin, ou tout au moins de lui en adjoindre un autre. L'habitude émousse le sentiment, puis on a de la peine à se persuader qu'un médecin que l'on voit souvent, que l'on consulte fréquemment, ait une supériorité réelle; on s'ennuierait à la preuve d'une si fade vérité.

Aussi suis-je toujours attristé quand, après avoir constaté chez quelques-uns de mes clients cette disposition maladive de l'âme masquée sous des formes trompeuses, je les vois s'adresser à des médecins ne trouvant partout que maladies organiques, inflammatoires, et n'ayant à opposer à ces divers états que sangsues, vésicatoires, sulfate de quinine, etc....

PREMIÈRE OBSERVATION.

Une jeune fille de vingt ans, grande, bien faite, mais douée d'une surexcitation nerveuse exagérée, se plaint de douleurs dans la hanche, de faiblesse dans la jambe, on croit même à une légère claudication. La mère se tourmente, je la rassure, car nous étions à l'époque menstruelle, et divers symptômes me faisaient croire à une affection nerveuse. — Effectivement sous l'influence d'un liniment composé de baume tranquille, de chloroforme et de laudanum, tout rentra bientôt dans l'ordre. Néanmoins, sous diverses influences, les mêmes phénomènes se reproduisent à quelques mois d'intervalle. La mère alarmée veut avoir l'avis d'un chirurgien. Celui-ci, après avoir examiné minutieusement la jeune personne, après avoir mesuré les deux hanches, découvre aussitôt une coxalgie qu'il faut traiter avec les sangsues, les vésicatoires, le repos, etc. Je supplie d'attendre, et bien nous en prend, car, à quelques jours de là, tout était rentré dans l'ordre.

Que fût-il résulté d'une médication si active? La guérison d'une personne qui n'était point malade, et la chirurgie eût triomphé. C'est ainsi que cette maxime de Fontenelle : *tout est vrai, et tout le monde a raison*, trouve fréquemment son application, surtout en médecine où les contre-sens sont si faciles. On part d'un principe faux, et les conséquences sont nécessairement marquées au même coin.

DEUXIÈME OBSERVATION.

M. Trousseau donnait des soins à un homme très-distingué et professeur à l'École Polytechnique. — Après une maladie grave qui avait nécessité de longs soins, M. D. L. G. fut atteint, à Paris, d'hémoptysies considérables, revenant tous les jours dans l'après-midi. Comme toute médication se trouvait impuissante à enrayer cet état pathologique, « mais c'est donc un état bien grave? demanda-t-il à la fin au docteur Trousseau. *C'est clair comme le jour*, répond celui-ci qui se décide alors à l'adresser à Bretonneau. Arrivé à Tours, M. D... voit cet habile praticien qui ordonne des lavements de quinquina et des pilules de belladone. — Mais comme ce n'était en quelque sorte qu'au vol que l'on pouvait saisir Bretonneau, M. D.... se mit à faire quelques excursions aux environs avec un de ses amis. Un jour qu'il était allé à Ste-Maure, n'ayant pu rejoindre l'omnibus du chemin de fer, il se décide à faire un long trajet à pied. C'était l'heure où l'expectoration sanguine avait lieu. Eh bien ! ce jour-là, la quantité de sang se trouva réduite de beaucoup. Ce fut un trait de lumière pour M. D.... qui ayant continué ses longues courses à pied, malgré le froid et le mauvais temps (c'était au mois de février), vit disparaître complétement ses hémoptysies. Eh bien ! si Bretonneau n'eût pas été l'inexactitude même, et qu'il eût donné des soins réguliers à M. D..., sans doute il eût attribué à la belladone, son médicament de prédilection, la cure de la maladie. Car si, par une heureuse coïncidence, le médicament eût été pris le jour même de ce long trajet à pied qui diminua l'abondance de l'expectoration sanguine, Bretonneau eût été conduit plus que jamais à avoir confiance dans la belladone, et surtout dans la belladone de son jardin, et à l'administrer avec une assurance légitimée par le succès. — *Post hoc, ergò propter hoc,* c'est là effectivement une formule de raisonnement dont on abuse bien souvent, en médecine surtout.

Au reste, M. D. L. G. est convaincu que c'est à son énergie morale qu'il a dû sa guérison, n'ayant jamais voulu consentir à aller dans le Midi, comme on le lui conseillait, et à suspendre ses occupations.

Quoi qu'il en soit, les faits de ce genre ont une importance réelle pour le médecin qui n'observe point sous le prestige des systèmes, et qui cherche à se former une idée exacte et positive de l'action des médicaments. Ce fait me rappelle une observation intéressante de M. le docteur Brierre de Boismont, que je vais résumer succinctement.

TROISIÈME OBSERVATION.

Une dame, chez laquelle l'éducation, la fortune, le genre de vie avaient développé une susceptibilité nerveuse très-grande, présentait tous les symptômes d'une métrorrhagie symptômatique d'une lésion organique de l'utérus, encore bien que Brierre de Boismont n'en eût point constaté précisément les caractères. Cependant la malade qui, depuis six mois, avait, malgré un traitement sévère, des alternatives de mieux et de rechutes, ennuyée et découragée, se préparait à aller consulter un médecin homœopathe. — Un jour, en faisant une promenade sur le boulevard, elle quitte sa voiture dont elle n'osait descendre. A peine a-t-elle mis pied à terre qu'elle rencontre une dame de ses amies; elles causent ensemble, visitent les boutiques, examinent les curiosités. Deux heures se passent sans qu'elle éprouve la moindre fatigue. Mme D.... rentre chez elle transportée de joie; le lendemain elle se trouvait très-bien. Dès-lors elle n'a plus voulu s'imposer de privations. Les accidents ont bien reparu de temps en temps, mais beaucoup plus faibles et à des intervalles éloignés. Mme D.. a repris ses habitudes ; ses couleurs ont reparu; sa figure, naguère jaunâtre, s'est ranimée, et, depuis plusieurs années, aucun symptôme n'est venu l'inquiéter.

Ces observations me semblent intéressantes à plusieurs points de vue. Elles nous prouvent effectivement que les affections nerveuses cessent d'ordinaire sans avoir aucune suite fâcheuse, qu'elles disparaissent quelquefois subitement, et sans qu'on puisse assigner aucune cause à leur disparition.

Que fût-il arrivé si cette dame eût été consulter un homœopathe? Probablement une confiance sans borne dans l'homœopathie. — Et voilà comment s'établissent souvent les réputations et ces méthodes nouvelles qui ont une vogue plus ou moins éphémère.

Et à propos d'homœopathie, qu'il me soit permis de citer ici un cas assez curieux.

QUATRIÈME OBSERVATION.

Une dame de mes clientes était atteinte, *depuis dix-huit mois*, d'une névralgie du col de la vessie, rebelle à tous les traitements employés par M. le docteur Cruveilhier et par moi.

Tourmentée par des besoins fréquents d'uriner, toujours accompagnés d'atroces douleurs, elle ne trouvait de soulagement que dans les bains et l'opium. Un jour elle me parla d'une cousine de son fils soignée à Paris par le docteur Tessier, et la conversation s'engagea naturellement sur l'homœopathie. Je lui dis que le principe des homœopathes consistait à rechercher le remède qui, sur l'homme sain, produisait les mêmes phénomènes que ceux éprouvés par le malade et à le donner à une dose infinitésimale. — Ainsi, lui dis-je, Madame, on vous administrerait des cantharides sous forme globulaire. — Comme elle souffrait toujours, elle me demanda de vouloir bien en essayer. Je ne crus pas devoir me refuser à sa demande, persuadé qu'elle se fût peut-être adressée à quelque charlatan. Je lui donnai donc des globules de cantharide, et dès la troisième dose, elle éprouva, chose étrange! des douleurs encore plus atroces, mais qui furent les dernières.

Que conclure de cette observation, sinon que notre malade était saturée d'opium, et que le moment était venu où les souffrances nerveuses devaient cesser. C'est ainsi que Bretonneau, qui aimait à expérimenter l'action des médicaments sur les animaux, m'a dit que la sécrétion urinaire ne devenait abondante chez des chiens saturés de digitale et de sel de nitre que quelques jours après en avoir cessé l'emploi, tandis que jusque-là elle était au contraire presque nulle.

Mais puisque nous en sommes sur le chapitre de l'homœopathie, qu'il me soit permis de demander ici jusqu'à quel point il est interdit au médecin d'en faire usage sans encourir la censure et le blâme de ses confrères. Corvisart, il me semble, a répondu d'avance à cette question. — Du reste, Bourdois de la Motte consentit bien à faire porter un collier de cinq têtes de vipères enveloppées de mousseline, à une jeune fille atteinte d'une maladie nerveuse aussi bizarre que dangereuse, et le remède eut un plein succès. L'imagination des malades, nous le savons, demande à être en quelque sorte caressée, calmée par l'emploi des remèdes, et Alibert, qui avait pris trop à cœur la maxime de Tronchin, qu'en médecine pratique il faut souvent savoir ne rien faire, perdit bientôt toute sa clientèle. L'esprit observateur qui analyse les hommes en société, fait à chaque instant de semblables remarques. « *Servez-vous de ce remède pendant qu'il guérit,* » disait un jour le célèbre Bouvart à une dame qui le consultait sur l'efficacité d'un remède à la mode. Eh bien ! et nous aussi, pourquoi ne dirions-nous pas : Faites usage de globules d'aconit, de belladone, à ces personnes qui veulent absolument trouver un remède à une foule de misères souvent plus imaginaires que réelles. « On se moque aujourd'hui du tilleul, des fleurs d'oranger, dit M. Andral, mais je connais des malades qui, eux, ne s'en moquent pas. » Pourquoi non ? Si ces moyens aboutissent au rétablissement de la santé, et s'ils ont, aux yeux du malade, tout autant de réalité que les remèdes les plus énergiques.

N'est-ce pas d'ailleurs à l'homœopathie que nous irons demander l'explication des puissantes ressources de la médecine morale dont quelques médecins savent tirer un si brillant parti? Je connais un de ces médecins, *enthousiaste fanatique de l'homœopathie, homme à lubies,* et qui a même été enfermé quelque temps à Bicêtre. Eh bien! cet homme qui, dans l'exercice de son art, me représente un *véritable magicien*, un nouveau Cagliostro, s'est acquis une vogue immense et a été consulté par les plus hauts personnages.

C'est qu'au fond, ainsi que nous l'avons déjà dit, tous les hommes se ressemblent. A mesure qu'on a plus d'esprit, on trouve, dit Pascal, qu'il y a plus d'hommes originaux. N'est-il pas également vrai de dire, ajoute M. Villemain, qu'avec plus d'esprit encore on découvrirait l'homme original, dont tous les hommes ne sont que des nuances et des variétés qui le reproduisent avec diverses altérations, mais ne le dénaturent jamais.

Que de faits ne pourrait-on pas rapporter, surtout en médecine, et qui prouveraient que, de tout temps, la haute société et le peuple, la noblesse et même les gens de lettres, malgré leur vernis de philosophie, ont subi l'influence de la mode et ont obéi aux caprices de l'imagination. La crainte des souffrances et de la mort exerce sur tous les hommes son influence mystérieuse. Nous souffrons d'autant plus que nous savons moins souffrir, et nous nous donnons plus de tourment pour guérir nos maladies que nous n'en aurions à les supporter. Or, comme s'est surtout au médecin qu'appartient le droit d'intervenir, tantôt pour réprimer une sensibilité maladive, tantôt pour ramener dans une voie normale les âmes mobiles et accessibles à une foule d'impressions, il n'est donc pas inutile d'étudier l'*idée fixe* d'un malade, de condescendre parfois aux faiblesses de son *imagination*, ces deux opérations de l'âme qui jouent un si grand rôle dans l'étiologie et la thérapeutique des maladies nerveuses, ainsi que nous allons nous en convaincre dans les paragraphes suivants.

§ 5. *De l'idée fixe et de l'instinct.*

L'*idée fixe* est un de ces points importants qu'il ne faut jamais négliger en médecine, car elle donne souvent à nos moyens thérapeutiques toute la puissance de leur action. En voici un exemple.

PREMIÈRE OBSERVATION.

Melle D. L., à la suite d'une fièvre typhoïde, était tombée dans un état qui donnait à sa famille les craintes les plus vives. Il existait surtout une toux opiniâtre avec des douleurs thoraciques qui n'avaient cédé à aucun moyen. Perte d'appétit, absence des règles, faiblesse très-grande, amaigrissement, tels étaient les principaux symptômes. — La malade n'avait pas quitté le lit depuis plus d'un mois. — Appelé auprès d'elle je cherchais, avec son médecin ordinaire, s'il n'existait pas quelque lésion organique. Malgré la négation des signes caractéristiques de phthisie, l'absence des règles chez une jeune personne de vingt-deux ans, la toux incessante, l'insomnie, la fréquence du pouls jointe aux autres symptômes déjà signalés ne laissaient pas que d'inspirer de l'inquiétude. Tous les révulsifs avaient été inutilement essayés. Les opiacés, la jusquiame, tous les antispasmodiques étaient restés sans résultat. Je me contentai de prescrire des pilules contenant un milligrame d'extrait thébaïque et de chlorhydrate de morphine avec des frictions d'huile de croton sur la poitrine. Puis, sans attacher la moindre importance à un désir exprimé par Madame la supérieure du couvent de l'Adoration où elle avait été élevée, je lui transmis les expressions de bonté de son ancienne supérieure à son égard, et le désir qu'elle avait manifesté de la recevoir chez elle pour y passer sa convalescence. Ce fut pour notre jeune malade le meilleur de tous les calmants. — Voyant tout le bonheur qu'elle en éprouvait, j'insistai sur cette invitation pressante, en témoignant tout le regret que j'éprouvais moi-même qu'elle ne fût pas en état de faire de sitôt ce petit voyage. La nuit fut moins agitée. — Dès le lendemain la malade demanda à se lever quelques heures, ce qu'elle n'avait pas fait depuis six semaines. Elle prit quelques aliments. — Chaque jour on vit avec surprise des progrès de plus en plus rapides ; et, quinze jours après, cette jeune personne faisait seize lieues pour venir dans son ancien couvent. — La guérison était parfaite.

Réflexions. — Ai-je besoin de faire remarquer ici l'heureuse révulsion opérée par l'influence du moral ? Cette jeune personne nourrissait depuis longtemps, sans que personne s'en doutât, le désir de se faire religieuse. — Elle regarda cette invitation comme une grâce du ciel, et dès lors la guérison marcha à grands pas. — Elle est aujourd'hui religieuse, et M. le docteur Masson de Kerloi lui a donné ses soins à Paris. C'était, depuis longtemps, *une idée fixe* chez Mlle de l'Est. d'embrasser la vie religieuse, et elle connaissait l'opposition qu'y auraient mise ses parents.

L'essentiel dans certaines affections est donc de saisir

l'*idée fixe* qui entretient la maladie, et de se confier au temps, aux circonstances, à l'occasion, pour la réaliser quand rien ne s'y oppose.

Et ce que je viens de dire s'applique également aux médicaments. — Il est certains malades qui ont une répugnance extrême pour les drogues, tandis que d'autres les désirent ardemment et en espèrent leur guérison. Combien de femmes, même chlorotiques, veulent absolument qu'on leur tire du sang, convaincues qu'elles en éprouveront du soulagement.

Voici à cet égard l'analyse d'un fait curieux cité par Récamier dans son ouvrage sur le cancer, t. II, p. 559.

DEUXIÈME OSERVATION.

Mlle H..., éprouve, de vingt-deux à vingt-trois ans, de violents chagrins et est prise de fièvre. — Elle rejette avec beaucoup de sang caillebotté une purgation de manne, et il s'établit une toux semblable à celle de la coqueluche, avec hémoptysie. — Depuis lors, cet accident se renouvela chaque jour avec un état fébrile habituel, pendant dix-huit mois durant lesquels les pieds s'œdématièrent. La malade ne pouvait rester dans son lit à cause de la dyspnée et de la férocité de la toux. C'est après ce laps de temps, dans l'état de débilité où elle devait nécessairement se trouver, que la malade, en l'absence de ses parents, obtint d'un chirurgien de campagne, une saignée de pied, sollicitée depuis longtemps. Cette émission sanguine fut suivie de quatre jours de rémission de la toux, de l'hémoptysie et de la fièvre. — Après ce temps, les accidents ayant reparu, elle demanda une nouvelle saignée qui eut le même succès que la première. Bref, elle fut saignée, toujours au pied, deux fois par semaine dans les premiers mois, ensuite toutes les semaines, puis tous les quinze jours, de manière que, pendant trois ans, elle fut saignée environ *deux cent fois*. Elle ne vécut que de lait pendant tout ce temps, avec des fécules, et se remit peu à peu au régime ordinaire. — Elle resta sujette à des hémoptysies vernales qui n'avaient aucune suite fâcheuse et qui se reproduisaient encore à l'âge de soixante-huit à soixante-neuf ans.

En rapprochant cette observation d'un fait cité par M. le docteur Baud, professeur à la Faculté de Médecine de Louvain, nous voyons l'importance pour le médecin de saisir l'*idée fixe*, de l'observer avec art, d'en apprécier l'intensité, d'en calculer les résultats.

TROISIÈME OBSERVATION.

Un Allemand languissait depuis longtemps à l'hôpital militaire de Grenoble, en 1799. Il était tombé dans le marasme, miné par une fièvre lente habituelle, dont l'origine remontait à plusieurs mois, sans qu'on en eût pu trouver le point de départ dans une affection locale évidente. Cette homme demandait depuis longtemps à *être saigné*, on le lui accorda enfin. La fièvre *céda aussitôt* et il fut promptement guéri.

Les accidents ayant cédé aussi facilement à l'emploi d'un moyen général, peut-on croire qu'ils étaient liés à des modifications organiques phlegmasiques? Sans doute la maladie, en se prolongeant, aurait pu se terminer par une phlogose abdominale. Mais il est permis, je pense, de ne voir ici qu'une mélancolie simple, c'est-à-dire bornée à une lésion de l'action de certains viscères, et à une modification de la faculté de sentir, qui avait produit l'image d'une phlogose chronique des viscères abdominaux, de même que nous voyons se produire l'image de la phthisie par le moyen de la toux gastrique, qui provoque assez fréquemment la susceptibilité nerveuse de l'estomac chez quelques jeunes filles hystériques. (Voir *Phleg. chroniq. de Broussais,* t. II.)

Quoi qu'il en soit, il résulte de ces observations que le médecin ne doit pas toujours rejeter l'instinct, l'idée fixe d'un malade, afin de diminuer la surexcitation nerveuse qui en est la dangereuse conséquence.

QUATRIÈME OBSERVATION.

Une jeune personne de vingt-cinq ans avait été prise d'accès de suffocation et d'une toux incessante qui se manifestait tous les jours à quatre heures de l'après-midi. Le sulfate et le valérianate de quinine, les révulsifs et tous les antispasmodiques avaient été impuissants. Un jour une de ses cousines à laquelle j'avais fait part de mon idée, détourna adroitement l'aiguille de la pendule, et par une conversation attachante tâcha de captiver l'attention de la malade. Quand celle-ci crut que l'heure fatale allait sonner, elle fixa les yeux sur la pendule qui ne marquait que deux heures. Ne soupçonnant aucune supercherie elle continua la conversation et laissa passer l'heure de la crise sans s'en apercevoir et sans que la crise se montrât. Dès ce moment elle fut guérie. Eh bien! croirait-on qu'elle eut de la peine à pardonner à sa cousine de l'avoir ainsi trompée!

Mais c'est surtout dans les états nerveux dépendant de la chlorose et de la chloro-anémie que l'on peut constater l'influence de l'idée fixe. Il n'est peut-être pas de praticien qui n'ait vu des jeunes personnes, des jeunes femmes gardant le lit toute la journée et paraissant d'une faiblesse extrême, se lever pour assister le soir à un bal, à un concert, à un spectacle. Chez toutes ces femmes névropathiques l'idée fixe joue un rôle incontestable.

Mais prenons garde : s'il est des idées fixes auxquelles il est bon parfois d'obéir, s'il en est qui ne sont que ridicules, il en est aussi de pernicieuses.

« Récamier, raconte le docteur Gouraud, voit un jour entrer chez lui, au cœur de l'été, un homme tristement célèbre, le poète Parny, enveloppé d'un énorme manteau, sous lequel une redingote, un habit, des flanelles, etc. — Qu'est-ce? — Impossible de me réchauffer. — Le malheureux tournait dans un cercle vicieux : plus il se couvrait, plus il étouffait l'action de la peau, plus la peau privée de son action normale était d'une sensibilité désordonnée. Il ne put se réchauffer et recouvrer sa sensibilité normale qu'en renonçant par degrés à ses vêtements, et en recevant sur le corps une pluie d'eau froide. »

Avis à ces mères dont la tendresse aveugle accable de vêtements ces pauvres enfants qui ne sont chétifs et délicats que parce qu'ils sont privés d'air, d'exercice et de soleil. Mais c'est une monomanie ; or rien de difficile à guérir comme les maladies de l'esprit.

§ 6. *De l'imagination.*

Encore bien qu'il existe certains rapports entre l'idée fixe et l'imagination, néanmoins il y a une différence essentielle entre cette idée fixe qui, comme le spectre d'Hamlet, est entretenue, ravivée soit par l'imagination, soit par les objets extérieurs, et cet état de l'âme composé d'idées, de désirs, d'illusions, et dont le rôle dans les maladies est de les produire, de les entretenir ou de les soulager. Or la puissance de l'imagination pour la guérison des maladies est bien loin d'être connue, ou du moins d'être utilisée convenablement. On peut voir à cet égard des observations très-curieuses de maladies nerveuses guéries par l'effet de l'imagination dans R. Parise. (*Ouvrage cité*, t. II.) Mais citons en nous-même quelques exemples.

PREMIÈRE OBSERVATION.

Mme... soignée autrefois par Double, et actuellement par M. Cruveilhier et par moi, était sous l'influence d'un état nerveux rebelle et fatigant, consistant principalement dans des attaques de palpitations et différentes sensations pénibles dans l'estomac et les intestins. Il existait surtout une gastralgie qui n'avait cédé à aucun moyen et qui l'avait réduite à ne pouvoir plus supporter le moindre aliment sans le vomir avec des efforts affreux.

Elle fut alors conduite par une de ses amies chez le docteur Bennech qui parvint à lui faire manger des côtelettes et du beefsteak en lui faisant avaler du punch pour empêcher les vomissements. Son état s'était beaucoup amélioré lorsqu'un jour elle trouve chez une autre dame, également soignée par Bennech pour une affection toute différente de la sienne, une consultation néanmoins semblable en tout point, et, en y regardant de près, elle s'aperçoit même que cette consultation, comme toutes celles qu'il donnait, était lithographiée. Dès lors l'amélioration se suspendit, les digestions se dérangèrent de nouveau. La confiance était perdue. Ell retourne chez ce médecin et lui dit : Docteur, je suis désillusionnée. Quoi? vous donnez des consultations lithographiées et invariablement les mêmes pour tous vos malades ? « Que voulez-vous

» répondit ce Gascon, sans se déconcerter, *vous avez toutes* » *les mêmes maladies.* »

DEUXIÈME OBSERVATION.

« Quand on eut découvert les propriétés de l'oxide nitreux, le docteur Beddoës crut que cette substance lui offrirait un spécifique contre la paralysie. Davy, Coleridge et lui tentèrent une expérience sur un paralytique de bonne maison, abandonné par les médecins. Le patient ne fut point averti du traitement auquel on allait le soumettre. Davy commença donc par placer sous la langue de ce malade un petit thermomètre de poche dont il se servait dans ces occasions pour connaître le degré de chaleur du sang, degré que l'oxide nitreux devait augmenter. A peine le paralytique eut-il senti le thermomètre entre les dents qu'il fut persuadé que la cure s'opérait, et que l'instrument merveilleux dont le docteur lui avait vanté la puissance, n'était autre que ce thermomètre. « Ah ! s'écria-t-il, je me sens mieux. » Davy adressa un regard expressif à Beddoës et à Coleridge, et, au lieu du spécifique, on se contenta du thermomètre. Le lendemain, même cérémonie, qui se répéta encore le surlendemain. Pendant quinze jours consécutifs, le mystérieux talisman fut placé avec toute la solennité convenable sous la langue de ce pauvre homme, dont les membres se délièrent, dont la santé renaquit, dont la cure fut complète, et auquel on ne fit subir aucun autre traitement. »

Que ceux qui s'occupent des applications de l'électricité à la cure des maladies nerveuses prennent note de ce fait intéressant, et qu'ils se rappellent les merveilles attribuées pendant longtemps à l'acupuncture. « On se souvient encore de ces jeunes et jolies femmes, dit le docteur Reveillé Parise, souffrant de la migraine, accablées de vapeur, qui suppliaient leurs médecins de les acupuncturer le plus souvent possible.»

Tel est donc le mode d'action de nos médicaments dans la plupart des maladies nerveuses, que tous ou presque tous agissent sur l'imagination qui dispose de nous souvent plus que notre volonté elle-même, et surtout plus que notre raison. « Sa main fantastique, dit Rivarol, joue sur tout le clavier de nos sens, agite et mêle les passions et les idées, confond les temps et les distances. C'est par elle enfin que les illusions et les réalités se partagent la vie. Première étincelle de l'esprit, elle est aussi la dernière lueur qu'il jette en s'éteignant; elle survit à la mémoire et au jugement. »

TROISIÈME OBSERVATION.

« Il y a peu d'années qu'à vingt lieues de Paris, je vis, dit R. Parise, une vieille dame asthmatique, cruellement tourmentée par l'idée qu'elle n'avait plus que quinze jours à vivre. Cette dame avait fait venir de Paris je ne sais quelle machine, au moyen de laquelle on respirait un gaz singulièrement efficace, *selon le prospectus.*

« Quoique je n'eusse aucune confiance dans un pareil moyen, je demandai à cette dame si elle s'en trouvait bien. *A merveille, me répondit-elle; demandez-le à ma fille qui, depuis huit jours, aide à mes expériences*; *il n'y a pas de comparaison entre mon état actuel et ce que j'éprouvais avant de respirer cette bienfaisante vapeur. Je digère bien et je trouve que j'engraisse.* Eh bien! trois jours après, j'appris que la bonne dame ainsi que sa fille avaient oublié de tourner la manivelle qui permettait au gaz de couler librement. Malheureusement elles en furent averties, on tourna la manivelle, et le gaz, s'échappant alors de la machine, causa des accès de toux atroces et réitérés. »

Hélas! un peu plus, un peu moins, nous ressemblons tous, pour la prévention, à ce vieillard qui est forcé de coucher dans la rue. Scapin, qui l'accompagne, fait avec sa bouche le bruit d'un rideau qu'on tire le long d'une tringle; il demande ensuite au vieillard comment il se trouve: « Oh! dit celui-ci, beaucoup mieux, il n'y a pas de comparaison, je commence même à me réchauffer. »

Je donnais des soins à M. N., homme d'un esprit original, mais d'un caractère ardent et mobile et tel qu'on en rencontre tant dans le monde. Il était hypochondriaque, mais son état n'offrait pas la moindre gravité. Un jour je rencontre Mme N. qui me dit que son mari s'était mis à l'homœopathie et qu'il s'en trouvait à merveille. A quelque temps de là, l'ayant rencontrée de nouveau: Eh bien! comment va l'homœopathie, lui dis-je? — Ne m'en parlez pas, mon mari est allé consulter M. Bretonneau qui l'a mis à un régime de viandes froides, de soupe aux choux verts, et lui a défendu le beurre et toute espèce d'aliments gras. Sans ce bon docteur, mon mari était mort. — Quelques mois après, son fils l'abbé, esprit non moins original, tourmenté par une affection nerveuse des plus bizarres, étant venu me consulter: — Eh bien! lui dis-je, le régime de Bretonneau? — Oh! il tuait mon père. Par bonheur il s'est mis à l'hydrothérapie, ce qui lui réussit admirablement. — Il est heureux, mon cher abbé, lui répondis-je, que le ciel ait fait naître beaucoup d'hommes tels que vous; ils sont la Providence des nouveaux médecins et de tous les inventeurs de systèmes.

Tel est l'homme, en effet; son caractère est changeant, son imagination mobile, ses idées versatiles. Aussi

M. Villemain remarque-t-il avec raison qu'on devrait s'effrayer de la faiblesse morale d'un peuple qui n'aurait que des idées au lieu de vertus.

§ 7. *De la Médecine morale dans les principales névroses.*

Si nous voulons actuellement nous rendre un compte exact de la part qui revient à la médecine morale dans le traitement des maladies nerveuses, parcourons les ouvrages des médecins qui ont fait une étude spéciale des maladies du système nerveux. Eh bien ! nous verrons que depuis l'aliénation mentale qui a de si nombreuses connexions avec les névroses, puisque dans l'hystérie, l'hypochondrie, affections nerveuses des plus fréquentes, la folie même se trouve représentée dans l'enchaînement successif de tous les symptômes nerveux réunis; que depuis la manie et la monomanie jusqu'à ces simples troubles de la vie morale et intellectuelle où il suffit d'un bruit léger, d'un spectacle inattendu, d'une seule idée, même, pour faire éclater des mouvements convulsifs, des soupirs, des sanglots, nous verrons, dis-je, le traitement moral réclamer la plus grande part du succès, quand la guérison a lieu, et même le succès tout entier, tant est incertaine l'action des médicaments.

Cette étude nous semble devoir être faite à grands traits, des détails minutieux entraîneraient d'inutiles longueurs, et feraient perdre de vue les idées un peu larges qui doivent servir de base aux considérations de la médecine morale dans le traitement des maladies nerveuses.

CHAPITRE IX.

Appréciation de la part de la médecine morale dans les principales névroses isolées de toute lésion organique.

§ 1er. *De la folie.*

Depuis longtemps l'heureuse influence du traitement moral avait frappé tous ceux qui se sont occupés de la folie. Et, en effet, dans tous ces cas si nombreux où il n'existe encore qu'une simple lésion fonctionelle, on comprend parfaitement que c'est bien plutôt à l'emploi raisonné de tous les moyens qui agissent directement sur l'intelligence et les passions qu'il faut avoir recours, qu'à cette foule de médicaments préconisés par la médecine organique.

Que l'on groupe toutes les affections nerveuses déterminées par l'ennui et le dégoût de l'existence, la faiblesse et l'exaltation de l'esprit, telles que l'hypochondrie et la mélancolie, la manie et les hallucinations, et toutes les autres espèces de folie, et on arrivera promptement à reconnaître que les désordres psychiques étant prédominants, la matière médicale trouve bien rarement ici son application.

Aussi quelle divergence d'opinions entre les auteurs, quand il s'agit de l'appréciation des agents pharmaceutiques !

Le camphre, vanté par Paracelse, Senner et Muller dans les délires mélancoliques, par Avenbrugger et Beccaria dans la manie, est à peine cité par Pinel, et n'a pas obtenu, de nos jours, beaucoup plus de succès. On le comprend et l'on se range de l'avis des médecins aliénistes les plus distingués de notre époque, qui s'efforcent de lutter contre ces tristesses de l'âme, ces conceptions délirantes, en combattant par tous les moyens que suggère le bon sens, cette tendance à l'apparition de la manie. Souvent, en effet, une manie ne commence que par la reproduction trop fréquente d'une idée ou d'une simple émotion. Dans le principe, ce n'est encore qu'un état anormal passager, intermittent, et qui n'acquiert de la permanence et de la fixité, que par la répétition des mêmes actes, qui peuvent, à leur tour, produire des effets secondaires.

En réfléchissant à ces cures merveilleuses des anciens médecins, à l'aide de la belladone, de la jusquiame et surtout de l'ellébore, on s'étonne de ne plus obtenir, aujourd'hui, les mêmes résultats, et on est surpris de la vogue dont ont joui si longtemps ces médicaments. Mais on oublie que nos devanciers, tout en faisant jouer un rôle important à l'atrabile, ne négligeaient pas, néanmoins, l'influence des moyens moraux, et voilà pourquoi ils envoyaient leurs malades prendre l'ellébore à Anticyre. Aujourd'hui, on n'attribue plus à l'atrabile la cause de la folie, c'est vrai; cependant on n'ose encore chasser cette maladie du siége où on l'a fait si longtemps résider, et comme on la rattache à des désordres viscéraux qui souvent n'y sont pour rien, on néglige les moyens moraux auxquels on ne croit point, et qui pourtant sont, dans bien des cas, les seuls remèdes efficaces, comme l'ont prouvé des praticiens distingués.

Or, c'est parce qu'ils ont été souvent trompés, que des médecins habiles et qui ne voyaient pas seulement dans l'homme l'animal physiologique, ont eu recours à un traitement moral, et souvent avec le plus grand succès, quand la folie se trouvait isolée de toute altération physique, de toute lésion matérielle. Après avoir cherché dans les viscères des désordres qui souvent ne s'y trouvent point, et qui souvent encore existent sans qu'il y ait la moindre altération dans les fonctions de l'intelligence, ils ont tourné leurs regards vers les facultés affectives et intellectuelles, et ils ont compris promptement tout le parti que l'on peut tirer des moyens moraux dans la cure de la folie et des autres névroses.

Ainsi, dans un travail érudit sur l'aliénation mentale publié dans le vingtième volume des *Mémoires de l'Académie*, M. le docteur Pinel a prouvé que les préceptes du traitement moral puisés dans l'histoire de l'ancienne Égypte où on les mettait en pratique longtemps avant l'origine de la médecine grecque, contiennent des applications heureuses, et beaucoup trop négligées de nos jours. Il y avait en effet dans l'Égypte des temples dédiés à Saturne où les mélancoliques se rendaient en foule. Là, des jeux, des exercices récréatifs, des chants agréables, des promenades dans des jardins enchanteurs opéraient des cures merveilleuses; ce qui prouve que, pour guérir les désordres de la pensée, il faut surtout agir sur l'intelligence et les passions du malade.

Aujourd'hui, cependant, l'on semble revenir à ces moyens thérapeutiques que Pinel, Esquirol, Pariset ont employés de nos jours avec beaucoup de succès.

Ce fut en 1837 que Pariset donna, pour la première fois, un grand bal aux aliénées de la Salpêtrière, et les malades improvisèrent elles-mêmes les préparatifs du bal. Elles avaient orné de tentures, de devises et de guirlandes de fleurs le lieu destiné à la danse. Au milieu s'élevait, couronné d'immortelles, le buste du vénérable Pinel qui rompit, le premier, les chaînes des aliénés.

La fête fut charmante; les élèves internes et externes de la maison en firent les honneurs. La danse se prolongea assez tard, à la grande satisfaction des aliénés, qui étaient infatigables.

Ce bal, donné dans un but sérieux, eut en général de bons résultats, en occupant et fixant l'imagination des malades.

Plusieurs mélancoliques éprouvèrent une heureuse diversion à leurs souffrances imaginaires.

Pinel qui, avons-nous dit, opéra chez les aliénés de si utiles réformes, rapporte plusieurs observations intéressantes et qui prouvent l'influence salutaire du traitement moral.

Un fou se croyait condamné à mort. Pinel, en observateur judicieux, n'a recours ni aux saignées, ni aux purgatifs, ni aux bains; mais l'ayant fait venir devant un tribunal formé par lui et par ses élèves, il fait plaider solennellement sa cause, et lui lit ensuite sa sentence d'acquittement. Le stratagème réussit et la guérison fut complète.

C'est ainsi que Zacutus parle d'un jeune homme dont la folie consistait à se croire damné, et qui fut rendu à la raison après qu'une personne, déguisée en ange, lui annonça la rémission de ses péchés.

Leuret, en 1838, écrivit sur ce sujet un mémoire intéressant inséré dans les *Recueils de l'académie de Médecine.* Entre plusieurs faits remarquables, il cite celui d'un ancien employé au ministère des Finances, renfermé à Charenton depuis 1831, qui se disait le mari de la duchesse de Berry, et qui se croyait impliqué dans les affaires politiques. Grâce à un traitement moral habilement dirigé, et consistant alternativement dans l'intimidation et la douceur, dans un exercice intellectuel en rapport avec ses goûts, dans un raisonnement portant avec lui la persuasion, le docteur Leuret obtint une guérison radicale, et Esquirol convenait alors que le résultat obtenu par Leuret était aussi encourageant pour lui que propre à satisfaire tous ceux qui s'intéressent au sort des aliénés.

On comprend, en effet, toute la puissance de la médecine morale quand on sait l'appliquer à propos, avec choix, avec persévérance, et surtout avec un judicieux discernement. Rappelons ici les réflexions de Leuret à ce sujet.

« Un malade croit voir des esprits, et pour l'empêcher d'en voir on lui donne des pilules de jalap et de calomel, des bains, de la jusquiame, de l'opium. Il croit être Dieu, on supprime les bains et les pilules. Il devient dangereux, on l'enferme et on lui met des ventouses scarifiées. Il casse les fenêtres, on lui donne un gramme d'ipéca, etc., etc. »

Cette critique, aussi juste que spirituelle, s'adresse à tous ceux qui, n'ayant fait aucune étude du cœur humain, ne s'enquièrent aucunement des données morales qui pourraient les éclairer : aussi leurs vues, leur attention, leurs recherches ne s'étendent-elles pas au-delà des phénomènes physiques. Or, quels résultats pouvons-nous espérer d'une semblable méthode? Ainsi chaque jour nous sommes appelés auprès de jeunes personnes atteintes de maladies nerveuses. L'une éprouve des gastralgies, des étouffements, des suffocations, parce qu'il y a eu quelque inclination contrariée, et voilà qu'on lui administre de l'opium, de la valériane, de l'oxide de zinc. — Une autre est tourmentée d'une inquiétude secrète ; c'est la jalousie qui l'obsède et la mine. — Eh bien! à cette insomnie pénible, à cette anxiété qui resserre la région du cœur, à cette dyspnée obscure, à cette soif brûlante, à ce besoin d'aliments qui s'oublie, on oppose les bains, les cataplasmes, la valériane et tous les antispasmodiques, souvent même, hélas! les saignées, les vésicatoires les cautères. Et, sous l'influence d'un pareil traitement, une mélancolie sombre remplace bientôt l'ardeur brûlante que l'on remarquait naguère, puis un dépérissement général, dévoilant le trouble profond de la nutrition des organes, atteste, mais trop tard, les funestes effets de la passion concentrée.

Or, c'est précisément dans des cas semblables qu'il faut, comme Leuret, avoir recours au traitement moral, c'est-à-dire à tous les moyens qui agissent directement sur l'intelligence et les passions, et souvent nous obtiendrons les mêmes succès que le médecin de Bicêtre.

Le point important est de trouver le moyen qui doit réussir, et c'est au tact du médecin à bien choisir et à bien diriger le conducteur.

Le docteur Descuret raconte qu'un ministre fameux qui avait pris une grande part à notre première révolution et que Napoléon avait fait duc, tomba, en 1815, dans un état de folie avec hallucination. Son esprit était effrayé par des spectres menaçants, et il était en proie à des mouvements convulsifs et à une profonde tristesse. Il ne fut point guéri par les médicaments, mais par les sons de la harpe, qui ramenèrent dans son âme le calme et la sérénité.

Je sais que Ferrus n'a pas partagé l'enthousiasme peut-être exagéré de Leuret; mais lui-même ne nous donne-t-il pas les mêmes préceptes quand il nous dit : « Le travail manuel et une diversion morale puissante détruisent la maladie, en modifiant profondément l'économie. » Puis, joignant l'exemple au précepte : « Dès le début de ma carrière, raconte-t-il en parlant de l'épilepsie, j'ai obtenu, par le travail agricole, l'un des plus beaux cas de guérison, et peut-être l'un *des plus complets* qu'il soit possible d'obtenir. »

Cette opinion est également celle des hommes les plus éminents, des docteurs Delasiauve, Calmeil, Baillarger, etc.

De son côté, un médecin aliéniste distingué, le docteur Semelaigne, dans un mémoire sur la mélancolie qui a reçu la haute sanction de l'Académie, avoue qu'il compte peu sur l'action des médicaments, mais beaucoup sur le traitement moral. Et, à l'appui de son opinion, il cite quatre-vingts exemples de retour à la santé, sur lesquels *quinze seulement* sont dus à l'emploi des médicaments. Aussi terminerons-nous en disant :

Morbi igitur, ab animi pathemate pendentes, blande ac leniter tractandi sunt, ac nimia remediorum copia et vehementium, quam maxime abstinendum. Spirituum cura pro cæteris habenda.

Telle était l'opinion de Baglivi; et tel est encore aujourd'hui l'avis des praticiens les plus compétents.

§ 2. *Epilepsie.*

S'il est une maladie qui, pour la terreur bien légitime qu'elle inspire, ait exercé l'intelligence et la sagacité des médecins les plus distingués, c'est assurément l'épilepsie. Le traitement y a-t-il beaucoup gagné? Le docteur Moreau de Tours qui, dans un savant mémoire, a analysé les opinions des auteurs modernes sur cette cruelle affection, conclut que la thérapeutique médicale s'est à peu près montrée impuissante, et que c'est encore à l'hygiène et à la médecine morale que l'on doit les succès les plus légitimes et les moins contestés. Telle est également l'opinion du docteur Gibert, qui a été conduit à en parler dernièrement à propos de la belladone et de l'oxyde de zinc tant vantés par quelques médecins.

Quand on parcourt, dans l'ouvrage de J. Frank, la longue liste des médicaments qui semblent avoir réussi dans une maladie aussi réfractaire, on aurait lieu de s'étonner, si l'intermittence des actes pathologiques, nulle part plus prononcée que dans cette névrose, ne nous donnait l'explication de ces succès. Aussi voyez avec quelle restriction le docteur Jolly, ce juge si compétent quand il s'agit de maladies nerveuses, donne son approbation au traitement proposé par le docteur Michéa sur l'application des principes actifs de la valériane et de la belladone au traitement des maladies convulsives et principalement de l'épilepsie, de l'hystérie et de la chorée. (Acad. de Médecine, séance du 22 février 1856).

En considérant les faits de guérison spontanée et de cessation temporaire de ces affections, les avant rapporteur déclare ne pouvoir admettre qu'avec beaucoup de réserve, les conclusions de l'auteur.

Jé ne sais si, depuis, le docteur Michéa a recueilli des observations concluantes sur les effets du sel valérianique d'atropine chez les épileptiques; mais ce que je puis affirmer, c'est que je n'ai obtenu que des résultats négatifs de cette médication ; preuve nouvelle qu'il ne faut pas trop se hâter de conclure, surtout quand il s'agit d'affections nerveuses. N'oublions pas les succès tant prônés du P. Debreyne à l'aide de la belladone, et croyons bien que cette médication n'eût point été abandonnée si ces succès eussent été sanctionnés par l'expérience.

Je donne des soins à un jeune homme de vingt-huit ans. La première fois qu'il fut pris d'un accès convulsif épileptiforme, il y a quelques années seulement, on supposa qu'il s'agissait d'une congestion cérébrale. Cependant, comme les attaques se rapprochaient sous l'influence des émissions sanguines, je fus appelé en consultation et je crus qu'il fallait y renoncer. Mon opinion n'ayant pas prévalu, on prit une consultation de MM. Andral, Cruveilhier et Rayer. Le quinquina, les antispasmodiques, l'oxide de zinc, la valériane, la belladone et l'hydrothérapie furent conseillés. Sous l'influence de ce traitement, il n'y eut pas d'attaques pendant *dix-huit mois.* Mais alors deux attaques se manifestèrent presque coup sur coup sans cause appréciable. M. Cruveilhier, consulté de nouveau, conseilla un traitement hydrothérapique alterné avec de l'oxide de zinc pendant un mois, avec de la valériane et du quinquina pendant un autre mois, avec le sulfate de quinine pendant un mois aussi, pour revenir ensuite à l'oxide de zinc et à la belladone. Nous savons l'influence du changement de médication dans cette singulière affection. Eh bien! malgré tout, nous avons eu encore une autre attaque trois mois après. Alors, je lui ai fait abandonner toute espèce de remèdes pendant l'été qu'il a passé à la campagne, puis je lui ai ordonné de chasser tout l'automne dernier. Actuellement nous reprenons la médication avec l'oxide de zinc. Il n'y a pas eu d'attaque. — Mais n'en aurait-il pas pendant quelques années que je ne regarderais pas la guérison comme assurée, car je vois un homme qui n'en avait pas eu depuis *dix ans*, et qui vient d'en éprouver *quatre* coup sur coup.

§ 3. *Chorée.*

Je serai court sur la chorée et la catalepsie afin d'arriver promptement à l'hystérie et à l'hypochondrie qui sont comme le tableau synoptique de toutes les modalités nerveuses, et qui prouvent d'une manière irréfragable, à mon avis, la grande part du traitement moral dans la guérison des névroses.

La chorée est également connue sous le nom de danse de

Saint-Guy, et cette dénomination suffirait pour montrer l'influence du traitement moral dans cette névrose, puisqu'on en obtenait la guérison par des pèlerinages au tombeau de saint Guy. En outre, M. le docteur Gintrac prétend, d'après des observations répétées, que cette maladie se termine d'elle-même après une durée de soixante-dix à quatre-vingt jours; à moins, nous dit-il, qu'un traitement perturbateur et des circonstances hygiéniques défavorables n'aient fait naître de fâcheuses complications. — De là les succès attribués à des moyens si disparates, si opposés, si actifs ou si inertes, le dernier employé ayant toujours semblé le plus efficace. (*Mémoire sur l'influence de l'hérédité.*)

M. le docteur Sée, qui a écrit sur cette maladie une excellente monographie, s'élève contre le scepticisme du docteur Reeves qui affirme que pendant l'espace de trente-six ans les résultats furent les mêmes, à l'hôpital de Norfolk, chez tous les malades, encore bien qu'ils fussent traités, pendant cette période de temps, par huit médecins différents qui suivirent les systèmes les plus opposés. Le docteur Bardsley partage à peu près la même opinion. Quant à M. Sée, plus confiant dans les moyens thérapeutiques, il place en première ligne les bains sulfureux qui guérissent au moins cinquante fois sur cinquante-sept dans l'espace de vingt-deux jours; ensuite les exercices gymnastiques qui fournissent dix-huit guérisons sur vingt-deux malades dans l'espace de vingt-neuf jours, enfin les toniques ferrugineux, dont les guérisons sont cinq sur huit. Mais remarquons que MM. les docteurs Baudeloque et Bonneau, médecins d'un hôpital des enfants, ont préconisé les bains sulfureux qu'ils ont abandonnés pour l'eau froide, remplacée, à son tour, par les préparations martiales.

Aussi voyons nous le docteur Blache, peu satisfait du résultat de ces divers traitements, venir proposer à l'Académie de Médecine, en juillet 1854, un traitement de la chorée par la gymnastique.

Mais qu'est-ce donc que la gymnastique, si ce n'est une médication qui s'adresse autant au moral qu'au physique?

Du reste, M. le docteur Blache me paraît de cet avis, puisqu'il dit : « Deux indications me semblent dominer la thérapeutique de la chorée; il faut 1° rendre à la *volonté son empire* sur les contractions musculaires; 2° refaire en quelque sorte la constitution des enfants choréiques. »

Cette influence sur le moral est d'autant plus évidente que M. Blache ajoute qu'à partir du quinzième au dix-huitième jour, l'amélioration subit un temps d'arrêt, et qu'il faut alors soutenir la *volonté*, le *courage*, d'autant mieux que ce sont les enfants doués de la *meilleure volonté*, de plus *d'intelligence et de docilité, qui font les progrès les plus rapides.*

Quand M. Roche établit ce précepte important de régulariser les mouvements désordonnés, c'est qu'il reconnaît évidemment aussi lui l'empire de la volonté dans le traitement de cette affection ; or nous savons que cette idée a été, depuis, généralisée, et que c'est à Récamier surtout qu'on en doit l'application à la thérapeutique des maladies nerveuses. C'est ainsi que M. le docteur Max Simon en fait également la base du traitement du vertige nerveux.

§ 4. *Catalepsie.*

Je ne m'arrêterai pas à cette névrose qui peut se confondre avec l'hystérie, la monomanie, le somnambulisme, compliquer chacune de ces affections à un tel point qu'il est souvent difficile de distinguer l'affection principale d'avec les phénomènes purement accessoires, comme le prouve une observation que je rapporterai plus bas.

Disons seulement ici que M. le docteur Puel qui, dans un mémoire couronné par l'Académie, a passé en revue tout ce que les auteurs ont essayé pour le traitement de cette affection, avoue qu'on est tenté de s'écrier avec Dionis : « Dans une infinité de maladies, la nature a besoin des secours de la médecine pour parvenir à la fin qu'elle se propose, qui est la guérison, mais dans celle-ci, elle nous fait voir qu'elle est la seule ouvrière d'une si grande cure. » Puis, comme pour corroborer son opinion, Dionis cite le fait d'une cataleptique visitée par plusieurs célèbres médecins. « Quelques-uns, dit-il, persuadés qu'il y avait dans la tête des humeurs qui, offusquant les nerfs, les privaient de leur action, proposèrent le trépan, comme moyen de procurer une issue aux sérosités qui causaient la maladie. Mais ni la saignée de l'artère temporale également proposée, ni le trépan ne furent employés ; car, fort heureusement pour la malade, dès le lendemain de la consultation, les accès avaient à-peu-près disparu. *La nature sage et industrieuse pour sa conservation s'était débarrassée elle-même, et sans aucun secours humain.* »

Que de fois le médecin n'aurait-il donc pas à répéter ces sages paroles de Montaigne : *Nous avons abandonné nature, et lui voulons apprendre sa leçon, elle qui nous menait si heureusement et si sûrement.*

CHAPITRE X.

De l'Hystérie.

L'hystérie, dont on a fait en quelque sorte une maladie honteuse, n'est pourtant que l'expression d'une susceptibilité générale et spéciale du système nerveux. Aussi a-t-elle été confondue plus d'une fois avec l'épilepsie, l'hypochondrie et même la folie, car c'est une affection nerveuse du sentiment, du mouvement et de l'intelligence tout à la fois.

Dans ses observations sur la folie, Spurzheim fait remarquer qu'à l'époque de la puberté, qui, suivant les recherches de M. Beau, a une coïncidence si fréquente avec l'hystérie, il n'est pas rare de voir un grand nombre de filles éprouver, dans leur caractère, leur état moral et intellectuel, des modifications considérables. — Quelques-unes tombent dans une apathie générale, et même dans la démence. M. le docteur Devergie trouverait donc ici plus d'un exemple de ce qu'il appelle la folie transitoire. Un des cas les plus remarquables cités par Spurzheim est celui d'une jeune fille qui, pendant les six semaines qui précédèrent la première apparition cataméniale, fut privée de la vue tous les matins.

C'est là, sans doute, ce qui faisait dire à Baglivi : *Apud fœminas semper suspicandum de fomite hysterico*.

MM. Trousseau et Pidoux qui, dans leur traité de thérapeutique, ont fait une étude sérieuse des affections nerveuses, ont cherché à les classer d'après leur affinité pour les antispasmodiques. Le caractère spécial des névroses curables par cette médication, consisterait, suivant ces auteurs, dans l'*aura* qui s'élèverait des organes renfermés dans les deux grandes cavités splanchniques.

D'un autre côté, l'expérience ayant démontré de tout temps que les spasmes nerveux sont en raison directe de la soustraction des aliments et surtout en raison des évacuations sanguines, on comprend que tout ce qui peut détourner l'innervation viscérale des actes qu'elle doit accomplir pour l'entretien de l'individu est susceptible de déterminer des accidents nerveux. Voilà pourquoi la chlorose et l'hystérie ont entre elles de si étroites connexions, ce qui avait fait dire à Sydenham que la chlorose est une espèce d'affection hystérique.... *chlorosin sive febrim albam quam quidem speciem esse affectionis hystericæ*... Et comme, sous la même influence, des troubles nerveux se montrent également chez l'homme, on s'explique pourquoi Sydenham avait rapproché l'hypocondrie de l'hystérie.

Ces opinions diverses prouveraient de nouveau que les formes des affections nerveuses sont moins importantes qu'on ne pourrait le penser au premier abord, bien qu'il soit toujours utile de surveiller l'endroit où les phénomènes se montrent avec une certaine prédilection.

C'est cette différence de siége, en effet, qui met souvent entre l'hystéric et l'hypochondrie toute la distance étiologique, symptomatique et thérapeutique qui les sépare, et c'est pourquoi Willis, Lepois et Georget, ne tenant pas assez compte de cette condition physiologique, ont considéré le cerveau comme le siége primitif et essentiel de l'hystérie et de l'hypochondrie.

Le grand nombre de maladies nerveuses qui ne sont que le résultat de quelques habitudes morales, donnerait de la force à leur opinion, puisque la modification vicieuse du sensorium en est alors comme la cause et le point d'origine; mais quand ces phénomènes morbides paraissent en même temps dans une fraction du système nerveux et dans son ensemble, il est raisonnable de supposer que le siége est aussi bien là où se montrent actuellement les symptômes que dans le centre qui en a été le foyer, suivant la remarque du docteur Ribes.

L'opinion de M. Andral qui place le siége de l'hystérie dans les centres nerveux, et qui admet que cette affection peut être déterminée à propos de lésions d'organes quelconques et principalement de l'utérus, paraît assez rationelle. J'ajouterai seulement qu'elle peut être également produite par les passions de l'âme et les affections morales, la lésion de l'utérus n'étant simplement qu'une lésion fonctionnelle.

C'est donc à la notion étiologique mieux comprise et mieux appliquée que nous demanderons la solution d'un problème si difficile, d'accord en cela avec le docteur J. Guérin.

S'il est effectivement certain que toutes les causes susceptibles d'impressionner vivement le système nerveux peuvent occasionner des attaques d'hystérie chez la femme même la plus sage et la plus vertueuse, ce sera évidemment aux causes morales qui agissent si énergiquement sur les facultés affectives et intellectuelles qu'il faudra remonter pour se rendre compte de cette foule d'états nerveux dont le point de départ peut bien être, à la vérité, dans quelques-uns des viscères de la vie générale, mais qui n'en appartiennent pas moins, par quelque endroit, au moral dont la perversion imprime à ces affections une physionomie plus ou moins caractérisée, depuis la surexcitation qui exalte toutes les facultés, jusqu'à cet état d'anémie qui n'entretient plus qu'à moitié l'existence, lorsqu'elle ne présente pas encore tous les signes d'une maladie consomptive.

C'est en se plaçant à ce point de vue que l'on comprendra mieux pourquoi l'hystérie est plus fréquente chez les personnes de la classe élevée, et se rencontre si rarement chez les femmes de la campagne *quæ laboribus assuetæ, durè vitam tolerant,* selon l'expression de Sydenham. Et, à cette occasion, MM. Trousseau et Pidoux regardent les travaux du corps et une gymnastique variée comme le véritable traitement des névroses convulsives. C'était également l'opinion de Broussais qui a écrit : (*Examen des doctrines,* t. 1er, p. 375) « L'exercice des muscles locomoteurs est le meilleur moyen de détruire la mobilité convulsive. Il agit en déplaçant les irritations viscérales, en consumant une activité superflue, et en appelant les forces vers la nutrition et vers les tissus exhalants et sécréteurs. »

Longtemps auparavant, ces préceptes avaient été mis en pratique par Tronchin, dont les consultations devinrent célèbres, et qui, en observateur habile et attentif, avait su mettre à profit toutes les circonstances morales et hygiéniques dans une société où l'élégante corruption, qui était alors une mode et pour ainsi dire un devoir, avait introduit des habitudes de mollesse et de luxe.

La fatigue musculaire, les déperditions qu'elle amène, l'exercice, la vie frugale, la fuite des séductions de la chair, du monde et de l'imagination, tels sont effectivement les remèdes les plus puissants aux appétits intempestifs et désordonnés, surtout à cet âge où il s'opère dans le corps une révolution dont les caractères sont si visibles et si tranchés. Car, remarquons le bien, ce n'est pas seulement par le corps que l'adolescent tend à se reproduire, mais c'est surtout par cet esprit avide de science, de gloire, de prosélytisme dont il faut profiter comme d'un heureux dérivatif contre cette fièvre dite de *puberté*, et qui produit dans l'âme une révolution non moins digne d'attention que celle du corps. Et puisque la jeunesse, c'est l'ambition, inspirons donc aux jeunes gens l'ambition, mais l'ambition de laisser à leur passage sur cette terre une trace féconde et un vestige glorieux. Que feraient ici l'éther, la valériane, le castoréum, le musc, l'hydrothérapie contre cette fièvre nerveuse de ces jeunes gens qui semblent abdiquer tout à la fois leur puissance, leur dignité, et qui s'en vont jetant au vent du plaisir tous les trésors de l'innocence et de la jeunesse.

« Il y a eu avant et après la Révolution, dit Chateaubriand, de sottes mères qui, prenant l'irréligion de leurs fils pour de l'esprit, voyaient se développer chez eux le germe de la corruption avec le même plaisir qu'elles voyaient pousser leur barbe : *Mirandaque matri barba meæ.* Eh bien ! un jour est venu où elles ont pleuré amèrement. Elles avaient applaudi à des doctrines qui glacent le cœur, et elles n'ont trouvé chez leurs fils qu'indifférence et ingratitude. »

On le comprend ; mais ce qui se comprend moins, c'est cette tolérance de certaines mères pour ces conversations légères, pour ces lectures frivoles qui jettent une sorte d'ironie et de dédain sur tout ce qu'il y a au monde de plus élevé et de plus sacré. Ignorent-elles donc que ce qui déprave la langue déprave bientôt le cœur, et ne redoutent-elles pas ces fâcheuses impressions auxquelles elles exposent de jeunes intelligences. Qu'elles soient bien convaincues qu'il existe une imitation contagieuse dans une foule d'actes physiologiques. « Dans l'absence même des conditions de famille, dit avec raison J. Royer (*Traité des effets de la Musique*), ces rapports fréquents et ces continuels frottements d'existence, établissent entre les êtres, par une longue suite d'échanges imitatifs, une assimilation involontaire de nature qui se retrouve dans l'organisation et dans le son même de la voix. » D'ailleurs, l'instinct moral est-il donc tellement invariable, surtout à cet âge, qu'on ne puisse le séduire et le dénaturer, à la faveur d'un sophisme ou d'une imposante autorité? « *Quel homme*, dit avec raison M. Villemain, *n'a jamais hésité sur ses devoirs, et n'a pas quelquefois souhaité d'avoir le droit d'y manquer sans blâme et sans remords?* » Cette faiblesse de nos cœurs explique assez la faveur et le succès de quelques ouvrages pernicieux et sophistiques; et c'est par conséquent une œuvre juste et salutaire que de combattre hautement ce philosophisme dangereux qui cherche à dégrader la raison et qui produit dans les têtes de certains savants l'effet de l'ivresse en troublant chez eux les notions du bon sens.

L'homme a besoin d'une autorité qui dirige ses passions et gouverne ses actions : « Livré à sa propre faiblesse, dit Esquirol (*Malad. ment.*, t. Ier, p. 587), il tombe dans l'indifférence et après dans le doute, rien ne soutient son courage, il est désarmé contre les souffrancees de la vie, contre les angoisses du cœur. Et quel sera alors le levier le plus puissant, si ce n'est une éducation morale et religieuse. »

C'est donc à elle surtout que s'adressera le médecin sage et prudent pour diriger, dans l'âge adulte, cette stimulation morale, source de tant de souffrances et de poésie, de tant de bonheur et de regrets; car le peu d'activité du jugement, à cet âge, favorise l'énergie d'action de l'imagination et, par suite, la production de ces phénomènes moraux qui dramatisent la vie intime de la jeunesse.

Pourquoi voit-on l'hystérie, l'hypochondrie résister si souvent aux efforts éclairés du médecin ? c'est qu'il est impossible de diriger d'une manière absolue l'intelligence de l'homme. La pensée est indépendante de la volonté, et les passions qui ont porté le trouble dans l'harmonie des fonctions ne se détruisent point par les remèdes ni par le raisonnement. Combien d'hystériques, d'hypochondriaques dont les maux s'entretiennent et s'aggravent parce qu'ils sont toujours en présence des causes morales qui les poursuivent ! Combien de fous seraient guéris si les affections de l'âme, qui les ont d'abord tourmentés, ne s'étaient pas renouvelées jusqu'à troubler la raison. « Mais une erreur souvent répétée, dit encore justement M. Villemain, pénètre insensiblement dans la pensée de son auteur, à la suite de tous les vains sophismes dont il la fortifiait sans la croire lui-même. C'est la punition des sophistes, ils finissent par perdre le bon sens. »

Je ne fatiguerai point l'Académie par ces observations que l'on retrouve partout, et surtout dans l'ouvrage de Louyer-Villermay, et qui, toutes, attestent la puissance de la médecine morale, encore bien que l'on n'ait pas reconnu toujours son action. C'est ainsi que dans un cas d'hystérie, cité par Forestus, on attribue, par une singulière bizarrerie, tant d'efficacité au musc et si peu à l'influence morale à laquelle revient pourtant tout l'honneur de la guérison. Il est permis d'en dire autant des moyens indiqués et même conseillés par Galien, Avicenne, Aëtius, etc.... tant il est vrai qu'il est aisé de se former des erreurs systématiques auxquelles on renonce ensuite avec peine ! Mais il en est pour la médecine comme pour toutes les choses de ce monde. Une fois persuadés, nous croyons que *c'est ouvrage de charité de persuader les autres, et, pour le faire, chacun ne craint pas d'ajouter de son invention autant qu'il en voit être nécessaire à son but, pour suppléer à la résistance et au défaut qu'il pense être en la conception d'autrui.* C'est ce qui a fait dire, non sans une certaine apparence de raison, que l'exagération est le mensonge des honnêtes gens.

Aussi quand vous aurez parcouru la longue liste des médicaments préconisés dans le traitement de l'hystérie, puisés dans la classe des toniques ou choisis parmi les antispasmodiques et les calmants, vous en reviendrez toujours au traitement conseillé par Pomme, et vous reconnaîtrez que le traitement hygiénique doit surtout son efficacité à la partie morale. Georget me paraît avoir parfaitement exposé les règles du traitement dans ces quelques lignes que nous transcrivons ici : « Des exercices musculaires journaliers, et souvent portés jusqu'à la fatigue ; un travail manuel, l'étude des sciences naturelles, des occupations continuelles de l'esprit ; — éviter toutes les occasions propres à exalter l'imagination, à exciter les passions, à remplir la tête d'illusions et de chimères ; ne permettre le coucher que lorsque le sommeil est imminent, ordonner le lever aussitôt le réveil, pour empêcher les rêves dangereux à l'imagination et prévenir l'habitude de la masturbation ; — l'usage habituel d'aliments non stimulants et d'eau pure à peine rougie, l'abstinence de boissons tels que café, thé, liqueurs spiritueuses ; des bains légèrement tièdes en hiver et froids en été : tels sont les moyens les plus efficaces en pareille circonstance. »

Sans doute ces préceptes sont excellents, mais il ne faut pas avoir pratiqué bien longtemps la médecine pour être parfaitement édifié sur le peu d'avantages que l'on retire, chez certaines femmes douées d'une grande susceptibilité nerveuse, de cette médication qui a maintes fois trompé notre attente. Or, si de tous ces moyens la foi religieuse doit mériter la préférence, pourquoi donc le médecin négligerait-il d'y avoir recours, même en ne considérant ses effets qu'au point de vue du moral.

Qu'il me soit permis de citer, à la suite de ces réflexions, quelques exemples remarquables dont on excusera les longs détails et que j'abrégerai néanmoins autant que possible; car l'histoire d'une de ces malades fera mieux comprendre qu'une description sèche et ennuyeuse, la bizarrerie de ces affections extraordinaires.

PREMIÈRE OBSERVATION.

Mlle D. C... présente à l'âge de vingt et un ans une belle complexion, avec une taille svelte et élevée. — Son esprit est cultivé, et son éducation morale et religieuse ne laisse rien à désirer.

Sa santé était parfaite lorsque pendant l'été, à la campagne, elle fut prise d'accès de fièvre intermittente qui nécessitèrent à plusieurs reprises d'assez fortes doses de sulfate de quinine. Dès lors, dérangement et trouble de toutes les fonctions. L'estomac souffre et l'appetit se perd. Envoyée aux bains de mer, elle n'en retire aucun avantage, et elle retourne à la campagne avec de petits accès de fièvre, un dégoût absolu pour toute espèce d'aliments, des palpitations et des mouvements spasmodiques des muscles de la poitrine. Le médecin qui la soignait n'ayant pu rien obtenir de la médication employée, cette jeune personne revint en ville; mais quoique je fusse le médecin et l'ami de la famille, elle préféra consulter un homœopathe. A cette époque, il s'était manifesté des vomissements, et elle ne pouvait prendre d'aliments que la nuit. L'homœopathie ayant échoué, elle se décida à recevoir mes soins. Lorsque je commençai à les lui donner, elle ne prenait absolument rien, si ce n'est un petit morceau de chocolat, la nuit, car le jour elle vomissait tout, à l'exception d'un peu d'eau. Quoique cet état durât déjà depuis plusieurs mois, elle conservait néanmoins un teint frais, et l'amaigrissement n'était pas sensible. Le pouls était petit, à cent pulsations, la langue naturelle, les selles supprimées ou à peu près, et elle ne dormait que très-peu. La menstruation, d'abord irrégulière, était interrompue depuis plusieurs mois. De plus, il y avait des mouvements convulsifs de tout le corps qui se répétaient fréquemment dans la journée; et si on voulait lui faire avaler quelques liquides, les efforts de la déglutition produisaient des spasmes ressemblant à ceux du tétanos. Après beaucoup de moyens inutilement employés, je voulus avoir recours à l'hydrothérapie, mais alors les convulsions redoublèrent, et il fallut y renoncer. Enfin pendant l'espace de trois mois, il y eut des mouvements convulsifs de tout le corps impossibles à décrire. Tantôt c'était des attaques de catalepsie qui duraient plusieurs heures, tantôt des convulsions pendant lesquelles elle faisait des bonds affreux dans son lit. Une fois on crut qu'elle s'était démis l'épaule. En cherchant à m'assurer de ce qu'il en était, alors qu'elle me semblait dans un coma complet, je promenai ma main sur un point des muscles de l'épaule, quand elle se réveilla comme en sursaut de sa léthargie, pour y retomber quelques instants après. Elle avait comme des crises de somnambulisme. — Un jour que, plongée dans un sommeil profond, elle semblait faire le simulacre d'écrire, on lui mit un crayon entre les doigts, puis on lui plaça une ardoise dans la main, et elle écrivit : « Marie me guérira. » Cet état se prolongeant beaucoup, sans qu'elle prît aucune nourriture, sa mère en était effrayée, et comme elle me témoignait toute son inquiétude : Madame, lui répondis-je, j'ai déjà vu plusieurs cas semblables qui se sont heureusement terminés, et parfois d'une manière inattendue. A quelque temps de là, elle dit à sa mère qu'elle désirait se vouer au blanc et au bleu, si elle n'en était pas contrariée. La mère y consentit aussitôt. Pendant que l'on préparait son habillement, elle répétait souvent que le moment de sa guérison approchait; puis, quand on la pressait de prendre quelque chose : C'est inutile, répondait-elle, je ne le puis; mais une fois guérie, *je mangerai comme un ogre.*

Son habillement terminé, je l'engageai à s'en revêtir. — Non, me dit-elle, pas encore; je ne le prendrai que le 8 décembre. Ce jour-là je me rendrai à l'Immaculée-Conception, église où elle devait trouver sa guérison. Dans un de ses accès de somnambulisme, elle nous dit que le 7 décembre elle aurait des crises atroces, qu'il ne fallait pas s'en effrayer, car sa guérison devait avoir lieu le lendemain.

Effectivement, le 7 décembre la famille était consternée, tant les attaques spasmodiques étaient horribles et effrayantes. Les paroxysmes se répétaient de quart d'heure en quart d'heure avec des accès convulsifs dans les mâchoires et dans tous les muscles de la face. Les mouvements des muscles de la partie supérieure du dos et de la nuque étaient si violents qu'ils produisaient comme un mouvement continu de rotation de la tête. Cependant les facultés intellectuelles étaient intactes, et dans ses courts intervalles de repos, elle répétait : « Pourquoi vous tourmentez-vous? demain je serai guérie. »

Le lendemain, après une nuit affreuse, on la descendit dans une voiture pour la conduire à l'église de l'Immaculée-Conception, et puis on la traîna en quelque sorte à la sainte table. Mais voilà qu'au retour elle *revient seule à sa place*, au grand étonnement de ses parents et de ses amis. Au sortir de l'église elle remonte en voiture, puis, arrivée à son hôtel, elle franchit, avec une légèreté incroyable, toute une cour et monte son escalier avec précipitation ; elle se met à table, et mange effectivement *comme un ogre.* Dans la journée elle sortit à pied, et depuis cette époque, il y a déjà deux ans, elle s'est toujours admirablement portée.

Réflexions. Voilà, certes, une bien singulière affection nerveuse, et une guérison bien admirable. J'écarte ici la question du miracle, car, comme je le disais à un éminent prélat qui me consultait sur ce cas extraordinaire et qui avait fait beaucoup de bruit, ce n'est guère dans les maladies nerveuses qu'on peut aller chercher des témoignages authentiques de miracle ; mais il n'en reste pas moins qu'une foi très-vive peut opérer des résultats inespérés.

Cette jeune personne est trop parfaite pour avoir voulu jouer la comédie, et, du reste, on conviendra que c'était une comédie difficile à jouer. Rester plusieurs mois sans rien prendre, et présenter des accidents si bizarres !

Quelle était l'origine de cette maladie? Je suppose que le sulfate de quinine, dont nous connaissons les effets physiologiques, avait vivement impressionné le système nerveux d'une jeune personne dont le cerveau avait été surexcité par des lectures ascétiques et surtout par la vie de sainte Thérèse, je l'ai appris depuis. Il y eut chez elle un mélange d'hystérie, de catalepsie, de formes bizarres dont il est difficile de se faire une idée par une description générale.

Mais un point important et bien digne d'attention, c'est la privation de toute espèce d'aliments chez notre malade pendant un si long espace de temps.

Il est évident que la puissance vitale joue ici un grand rôle, ce qui confirme les lois que nous avons cherché à établir. « Tout ce qui est relatif à la conservation de l'espèce, dit

Burdach, a, proportion gardée, plus d'énergie chez la femme, que ce qui se rapporte à l'individualité. » De là vient qu'elle peut supporter plus longtemps le défaut de nourriture.

La faim est, effectivement, moins impérieuse chez elle que chez l'homme, qui éprouve un besoin plus vif d'aliments.

Dans l'hystérie, l'excitabilité du système nerveux utérin est exaltée aux dépens du principe d'unité qui caractérise ce système; aussi semble-t-il plus dégagé des autres actions vitales qui s'accomplissent mal ou faiblement; voilà pourquoi la plupart des personnes qui ont vécu longtemps sans aliments, étaient des femmes hystériques.

Mon ancien condisciple et ami le docteur Richelot a donné au Mont-d'Or des soins à une jeune personne qu'il supposa tout d'abord atteinte d'une affection organique, mais qui n'avait qu'une simple névrose, comme il l'a reconnu plus tard. Depuis deux ans, cette jeune fille ne vit que de quelques fruits, elle ne mange ni viande, ni légumes, et cependant elle *est fraîche, gaie et ne manque pas d'une certaine force dans les muscles locomoteurs.* Une tussicule fatigante, et qui a duré plus d'un an, a enfin cessé, et il ne reste plus actuellement que l'aphonie (1).

Une autre remarque importante, et qui ne doit pas échapper au médecin physiologiste, c'est la lucidité d'esprit chez la plupart de ces jeunes personnes, lorsque la vie organique se meut dans de justes limites, et lors même qu'elle est au dessous du rhythme normal. La sagesse de tous les temps et de tous les peuples a dit : L'adversité éclaire, la tempérance et la faiblesse même aiguisent l'esprit humain. Un de mes amis, ex-représentant à l'Assemblée nationale, dans des études

(1) Cette aphonie a disparu subitement dans un pèlerinage à Sainte-Anne. — La jeune personne est aujourd'hui complètement rétablie.

pleines d'intérêt sur l'intelligence humaine, le docteur Chauvin, a fait à ce sujet des remarques ingénieuses. « De même, dit-il, que la grande prospérité aveugle, l'excès de la bonne chère appesantit, et l'excès de santé étourdit les hommes. » Il est certain, ainsi qu'il l'a noté, que dans ces moments suprêmes où la vie organique, épuisée par de longues années ou de grandes souffrances, est déjà presque éteinte, au moment où toutes les passions se taisent, en l'absence de toute espèce de trouble moral, l'esprit est plus libre, plus clairvoyant, car l'intelligence seule se trouve en pleine possession d'une sensibilité souvent encore très-vive.

« Une malade, raconte le docteur Th. Perrin, était plongée dans les limbes de l'agonie pendant plus de deux jours, et cela contre toute prévision; mais une entrevue qu'elle devait avoir avec un de ses parents la préoccupait : elle avait à cœur de réaliser un vœu qui lui était cher, et elle s'exprimait comme elle en était capable, presque au sein des ombres de la mort. La personne arrive, l'entrevue a lieu, et la malade expire quelques minutes après. »

Ces exemples nous semblent intéressants au point de vue psychologique, car ils nous rendent compte de cette anesthésie, de cette absence de douleur, de ces extases chez certaines personnes dont la surexcitation nerveuse est encore augmentée par l'absence d'aliments. Ils nous expliquent aussi cette grande fécondité d'idées, cette brillante imagination, cette aptitude singulière pour tous les arts qui se développe tout à coup chez quelques jeunes filles à l'âge de la puberté, pour s'éteindre souvent, il est vrai, par degrés, et faire place, au bout de quelque temps, à la médiocrité, ce qui ne détruit pas, néanmoins, le principe que nous avons établi.

On a prétendu que l'innervation se développe à mesure

que les phénomènes de la nutrition perdent de leur activité, à mesure que le sang se dépouille de ses éléments organisables. Sans doute, mais l'observation que nous venons de rapporter, et bien d'autres analogues, montrent, ainsi que nous l'avons dit ailleurs, ce qu'il y a de trop absolu dans cette théorie qui rapporte tous les désordres nerveux à la chloro-anémie.

Si, en effet, la chloro-anémie eût été, chez notre malade, la cause de la surexcitation nerveuse, comment expliquer la cessation subite des accidents, avant même que Mlle X... eût commencé à prendre de la nourriture; avant, par conséquent, que les fonctions végétatives eussent eu le temps de refaire un sang suffisamment réparateur ?

Dans cette observation j'ai rapporté au sulfate de quinine l'origine des troubles nerveux ; voici un second fait qui semblerait favorable à cette opinion.

DEUXIÈME OBSERVATION.

Mlle N..., à la suite de très-hautes doses de sulfate de quinine administrées contre des accès de fièvre pernicieuse, tomba dans un état nerveux caractérisé par des symptômes semblables à ceux de la chorée, mais qui n'affectaient que les extrémités inférieures, et qui se reproduisaient chaque jour durant trois à quatre heures. Forcée de garder le lit pendant plusieurs mois, elle était prise tous les matins, vers neuf heures, de crises violentes, et d'une agitation nerveuse singulière qui la forçait à soulever en cadence les membres inférieurs qui exécutaient alors une véritable danse de Saint-Guy, et cela durant plusieurs heures. Accablée de fatigue et de lassitude, Mlle N..., revenant alors à son état normal, demandait à manger, et restait calme jusqu'au lendemain où les mêmes symptômes se représentaient. Cet état durait depuis un an sans qu'aucun des médecins qui voyaient cette jeune personne pour laquelle Louyer-Villermay avait été consulté eût pu faire cesser les accès nerveux. Du reste les facultés intellectuelles n'avaient subi aucune modification, mais la malade ne pouvait avoir la moindre influence sur les paroxysmes, malgré toute la force de sa volonté.

Consulté à mon tour, et ayant égard à l'intermittence des symptômes et au caractère de la maladie qui avait déterminé cette affection nerveuse, je revins au sulfate de quinine. Les accès cessèrent pendant cinq jours. Dès lors je crus la partie gagnée et j'insistai pour que la malade se levât. Elle s'y opposait fortement, convaincue qu'elle était que les paroxysmes se reproduiraient aussitôt. Elle avait raison, les accès reparurent, et rien ne put les enrayer.

A quelque temps de là, un évêque qui avait une réputation de sainteté très-méritée, et qui passait pour avoir le don des miracles, étant venu la visiter, la malade se trouva subitement guérie, et son rétablissement fut durable. Elle s'est mariée depuis et a eu plusieurs enfants. Néanmoins elle souffre de temps en temps de gastralgie, elle ne prend que très-peu de nourriture et souffre de beaucoup de misères nerveuses.

Maintenant, ainsi que nous l'avons dit, les formes des affections nerveuses sont très-variées.

Il y a des altérations générales du sentiment et du mouvement sans que l'attention la plus scrupuleuse puisse faire apercevoir le point de départ de l'aura, ni aucune trace capable de déterminer le siége de la maladie.

Le docteur Bally a cité l'observation curieuse d'une dame d'un tempérament nerveux très-caractérisé, qui, pendant le cours de crises nerveuses qu'une nouvelle imprévue, un chagrin vif avaient provoquées, se trouvait atteinte brusquement d'engourdissement, d'anesthésie dans tout le côté droit, souvent même de cécité. Mais, chose remarquable! à mesure que des gaz se dégageaient de l'estomac en très-grande abondance, ces phénomènes disparaissaient. Cette hémiplégie ou plutôt cette perte de sentiment n'avait jamais lieu à gauche, et, ce qui n'est pas moins digne d'être noté, c'est qu'elle a été observée, sur la même dame, un très-grand nombre de fois.

On peut lire dans Abercrombie (*Ouvrage cité*, p. 584), une série de faits très-curieux se rapportant à certaines affections obscures et anormales, revêtant une grande variété de formes et dont la terminaison favorable indique assez l'absence de lésions organiques. Leurs symptômes les plus communs sont diverses affections spasmodiques des membres ou des muscles du dos, ressemblant quelquefois à la chorée et même au tétanos, et différents degrés de faiblesse des extrémités inférieures, portée quelquefois jusqu'à la paralysie complète, laquelle est souvent accompagnée d'états spasmodiques remarquables des membres paralysés. Il y a généralement, dans ces cas, une vive sensation de faiblesse dans le dos, et fréquemment une douleur s'étendant sur tout le trajet de l'épine. On voit survenir aussi différentes affections de la respiration, quelquefois avec des attaques de palpitations et différentes sensations pénibles dans l'estomac et les intestins.

Ces affections arrivent presque exclusivement chez les femmes, principalement chez celles des classes élevées de la société, et sont généralement très-rebelles et très-fatigantes. Il est bien difficile de déterminer quel est le traitement qui a contre elles un avantage décidé. Ces affections cessent d'ordinaire sans avoir aucune suite fâcheuse; elles disparaissent quelquefois subitement, et sans qu'on puisse assigner aucune cause à leur disparition. Si j'avais à donner un nom à ces différents états morbides, dit ce célèbre praticien, je les considèrerais comme n'étant autre chose qu'une forme très-grave d'hystérie.

Voici une des formes de ces affections bizarres et anormales, que l'on pourrait rapprocher des faits cités par Abercrombie. Une jeune personne de vingt-deux ans est restée pendant dix mois dans une insensibilité générale complète. Elle ne voyait ni n'entendait. Ce n'est qu'en touchant une dent dont le hasard avait fait découvrir la sensibilité qu'on pouvait entrer en communication avec elle. Aucun remède n'a paru avoir d'action sur ce singulier état, et ce n'est qu'à la suite de prières et de neuvaines que cette jeune personne s'est rétablie. Ce fait s'est passé près de Guérande. Quant à ceux qui pourraient concevoir quelque doute sur la manière dont on pouvait communiquer avec la malade, je leur indiquerais le fait suivant cité par Récamier (*Rech. sur le traitem. du cancer*, t. II, p. 635) : « On a vu à Rennes M. X... devenir successivement aveugle et sourd, et perdre la sensibilité de toutes les parties extérieures du corps, excepté des joues. Il eut la pensée de faire écrire avec le bout du doigt sur la peau de ses joues restée sensible ce qu'on avait à lui dire, et, par ce moyen, il conserva ses rapports avec sa famille jusqu'à la fin de sa vie. »

Le vrai peut quelquefois n'être pas vraisemblable.

Mais ce qu'il y a de plus remarquable dans beaucoup de ces maladies nerveuses, c'est le peu de succès que l'on retire des médicaments. Ainsi Abercrombie cite des cas où la saignée, le mercure, l'acide prussique, le laudanum qui fut porté jusqu'à 500 gouttes dans une nuit, les bains, etc., furent employés pendant des années entières sans le moindre avantage. Une jeune femme de vingt-deux ans resta pendant trois ans les extrémités inférieures fléchies sans pouvoir être étendues. Les cuisses étaient ramenées sur l'abdomen, et les jambes sous les cuisses. Au bout de trois ans environ, les membres devinrent si complétement exempts de douleurs et d'irritation, que l'on appliqua des topiques propres à remédier à la roideur des articulations. Au bout de trois autres années, elle revint graduellement à un état de santé parfait. Pendant le cours de la maladie, elle fut saignée au bras quatre-vingt-dix-huit fois, outre de fréquentes émissions sanguines locales effectuées par les sangsues et par les ventouses.

Chez une jeune fille de dix-sept ans dont la maladie commença par une violente céphalalgie on eut recours inutilement pendant une année à tous les moyens de traitement. Vers la fin de cette période, la maladie fit au contraire des progrès; elle fut retenue au lit dans un état d'épuisement extrême, et souffrant d'une céphalalgie intense et constante. Les membres se rétractèrent fortement, et au bout d'un temps assez court ils étaient rapprochés du corps. Le plus léger contact et le plus faible effort pour les étendre déterminaient une douleur si violente que pendant huit mois, au rapport du docteur Monteith, elle ne fit pas le plus léger mouvement dans son lit. A la fin de quatre années, cette jeune fille commença à aller mieux.

M. le docteur Cruveilhier a pu voir une jeune personne très-intéressante qui, à la suite d'une scarlatine, est restée pendant des années dans un état presque semblable. Ce fut la mort subite de son père qui fut l'occasion de sa guérison.

En resumé, toutes ces affections nerveuses présentent ceci

de remarquable, c'est qu'il existe une grande incertitude relativement à l'influence des médicaments, tandis qu'une impression morale a souvent le plus heureux résultat, sans que nous puissions saisir la filiation existant entre les manifestations morbides et les modifications physiologiques qui amènent la guérison.

Une jeune femme qui, à la suite d'une chûte de voiture, était restée dans un de ces états nerveux qui font le désespoir des médecins, n'avait pas quitté son lit depuis six mois. — Le télégraphe lui annonce l'arrivée de son mari; il était marin. Elle se lève aussitôt et se rend à l'église auprès de sa mère, qui manqua de se trouver mal en la voyant apparaître comme un spectre.

Les fièvres intermittentes, quand elles ne tiennent ni à une intoxication paludéenne, ni à une maladie organique, mais tout simplement à un état nerveux, peuvent être présentées ici comme le type de ces maladies nerveuses, car elles cèdent également à une foule de moyens des plus bizarres ou à des secousses morales. (Voir *Revue Médic.*, t. III, année 1836).

Un de mes clients atteint, *depuis quinze mois*, d'une fièvre quarte rebelle à toute espèce de traitement, se trouvait un jour chez un ami qu'il était obligé de quitter, parce que le frisson de la fièvre commençait à se faire sentir. — « Parbleu, lui dit cet ami, il faut que tu sois b.... bête. Tu sais que je fais passer la fièvre, en la conjurant, et tu vas dépenser ton argent en médecins et en remèdes? Tiens, avale-moi ce verre de vin, et je te réponds que tu n'entendras plus parler de ta fièvre. » — Il lui donne alors un verre de vin blanc où se trouvait un petit papier sur lequel étaient écrits quelque mots, et que le malade avala. Eh bien! le croirait-on? à dater de ce moment, jamais la fièvre n'a reparu.

Le principe est donc partout le même, et tous ces faits attestent, d'une manière évidente, l'action de l'âme sur nos organes.

Voici une observation de paralysie hystérique que je trouve dans le *Journal de Médecine de la Loire-Inférieure* (vol. XXXIII, p. 102), et qui prouve une fois de plus l'heureuse influence d'une foi vive.

TROISIÈME OBSERVATION.

« Une fille de trente ans éprouvait habituellement, à l'époque des règles, des désordres nerveux caractérisés surtout par une prostration et un anéantissement extrêmes.

» Au mois de septembre 1846, elle fut prise d'une paralysie de la vessie qui persista pendant plusieurs mois.

» Le 30 mars 1847, hémiplégie complète sous le rapport du mouvement, incomplète sous le rapport du sentiment, et qui persista malgré les émissions sanguines, les purgatifs et les antispasmodiques. A la fin d'avril, nulle modification dans l'état de cette fille, si ce n'est que la vessie avait repris l'intégrité de ses fonctions.

» Cependant fatiguée d'un traitement inutile, désolée d'être à charge à ses parents, elle désira assister à une messe qu'on devait dire à son intention dans une chapelle célèbre par de nombreuses guérisons. Portée dans cette chapelle, la malade y entend la messe, et on la conduit toujours paralysée jusqu'à la sainte table. Mais, chose merveilleuse! immédiatement après la communion, elle se met à marcher d'un pas ferme, au grand étonnement des assistants.

Je n'ai cité que quelques-unes des formes nombreuses de l'hystérie, et je me suis surtout attaché aux formes convulsives, car si la médecine morale est si puissante dans ces cas, que sera ce donc quand il ne s'agira encore que de simples aberrations soit des facultés sensitives seulement, soit des facultés affectives et intellectuelles.

Ainsi on peut lire dans la *Revue Médicale*, t. III, année 1836, des observations de toux spasmodique, d'étouffements, de défaillances, de hoquets, etc., cédant à des impressions morales.

M. le professeur Trousseau a vu, après beaucoup d'autres, une jeune personne atteinte, depuis plusieurs années, d'une aphonie complète. On avait épuisé la longue liste des médicaments et des médecins contre cette singulière affection nerveuse que M. Trousseau essaya, mais en vain, de combattre par l'intimidation. Eh bien ! entrée au couvent, sur le simple commandement de la supérieure-générale, elle prit un livre, l'ouvrit, et lut *à haute voix*, au grand étonnement des assistants. Cette guérison subite, qui a excité une admiration bien légitime, ne s'est jamais démentie depuis.

La conclusion de ces considérations, c'est donc l'heureuse influence d'une foi vive qui rend à la nature médicatrice la puissance qu'elle avait perdue, alors que toutes les ressources de la thérapeutique avaient été inutilement employées. Sans doute on pourra élever beaucoup d'objections futiles et spécieuses; mais le véritable médecin restera toujours convaincu que tout ici-bas obéit à des lois éternelles, et que ce que nous appellons *le hasard*, n'est que le résultat de causes que nous sommes impuissants à connaître.

Aussi, comme le dit, avec juste raison, M. le docteur Brierre de Boismont, il ne faut pas qu'une fausse honte empêche le médecin de remplir son devoir. — Qu'importent les attaques et l'ironie, si les secours religieux peuvent nous fournir le moyen d'arracher aux souffrances, et peut-être à la mort, un certain nombre d'infortunés ?

Au moment où se termine l'impression de cette feuille, je lis le jugement porté sur ce travail par l'Académie de Médecine, qui nous reproche de n'avoir pas suffisamment résisté aux entraînements métaphysiques.

Il m'avait semblé difficile, en effet, de faire une étude complète de la question, sans aborder cette partie de la science de l'homme, surtout en présence de faits tels que ceux-ci, et que je me suis pourtant bien gardé de citer.

Une jeune femme reste pendant quarante jours dans son lit avec des accès hystériformes des plus bizarres, *sans prendre la moindre nourriture.* — Une petite cuillerée à café d'eau provoquait immédiatement d'atroces suffocations. On apporte alors, sans qu'elle s'en doutât, une chemise qui avait touché au tombeau du Père Montfort. Au moment où on veut lui passer cette chemise, la malade est prise de crises effrayantes, mais qui furent les dernières. Sans doute, il est permis de ne voir ici qu'une simple coïncidence, et tel fut l'avis d'un oncle de cette jeune femme, esprit fort de la famille. Cependant, deux mois après, cette jeune femme retombe dans le même état. L'oncle veut alors faire l'expérience lui-même. Il envoie en secret une chemise au tombeau du P. Montfort, puis, après y avoir fait une marque distinctive, il en met trois sur le lit de la malade. Eh bien! chose singulière, dès que la malade fut en contact avec la chemise qui avait touché au tombeau du P. Montfort, elle entra dans des convulsions affreuses qui furent définitivement, cette fois, les dernières, tandis que les deux autres chemises n'avaient même pas déterminé le plus léger mouvement.

Mme C...., âgée de vingt-cinq ans, mariée à un capitaine de navire, est atteinte de violentes crises nerveuses pendant un voyage de son mari. Elle était depuis un mois dans des états convulsifs alternant avec un coma complet, lorsqu'un jour elle s'écrie : « Mon mari débarque en ce moment à Saint-Nazaire. » — Tous ceux qui l'entouraient crurent à une hallucination. — « Je le vois, continua-t-elle, il vient à Nantes. » Le soir, sans se réveiller de son sommeil somnambulique : « Il est arrivé, dit-elle, le voilà qui traverse telle rue et qui monte l'escalier. » On croyait qu'elle déraisonnait complétement. Mais quelle ne fut pas la stupéfaction de tous les assistants, lorsqu'on vit effectivement le mari arriver et se présenter à tous les regards ébahis!

Des faits semblables ont été observés par les docteurs Fouré, Pellerin, Maisonneuve et M. Pihan-Dufeillay père, actuellement professeur à l'École de Médecine; et s'il est plus facile de les nier que de les expliquer, du moins nous semble-t-il convenable de les noter en passant, sans chercher à les plier à des vues systématiques.

L'union de l'âme et du corps est un fait sensible; mais le principe de cette union nous est caché, et on n'expliquera jamais toutes les relations qui existent entre nous et les objets qui nous affectent. Aussi finirons-nous en répétant ces belles paroles de Newton : « J'ai passé ma vie à ramasser, comme un enfant, quelques coquillages sur le bord de la mer, et j'ai laissé devant moi un océan inexploré. »

CHAPITRE XI.

De l'Hypochondrie.

---

§ 1er. *Ce que nous entendons par hypochondrie.*

Répéterons-nous ici, à propos de l'hypochondrie, ce que nous avons déjà dit, dans le cours de ce travail, que les formes des maladies nerveuses étant très-variées, la délimitation des genres et des espèces sera longtemps encore une des plus grandes difficultés de la médecine. Aussi tandis que MM. Baillarger et Semelaigne reconnaissent comme tout à fait distincte l'existence de la mélancolie et celle de l'hypochondrie, le docteur Delasiauve, cherchant à établir une distinction entre les diverses formes de l'aliénation mentale, n'en admet que deux principales : les aliénations générales ou intellectuelles, et les aliénations partielles ou sentimentales, parce que, selon lui, la lypémanie, la démonomanie, l'hypochondrie, etc., n'ayant point de formes déterminées, présentent autant de nuances que d'individus.

Dans une lettre à Rostan, d'ailleurs pleine d'esprit et de bon sens, le docteur Dumont, de Monteux, engageait ce professeur à faire promulguer une nouvelle dénomination de la maladie complexe que l'on désigne sous le nom d'*hypochondrie*. Qu'importe? pourvu que nous admettions que cette névrose indique une perturbation de la sensibilité morale, laquelle, comme le dit notre confrère, peut amener tôt ou tard des perturbations dans la matière proprement dite. Les formes des affections nerveuses ne sont, selon nous, faut-il le répéter, que d'un intérêt secondaire; ainsi, encore bien que la mélancolie se distingue de l'hypochondrie en ce que cette dernière affection est plus particulièrement une hallucination de l'homme malade sur sa santé, suivant J. Franck, et que la mélancolie est surtout caractérisée par la tristesse, l'abattement, le mutisme, etc..... n'est-il pas évident que, dans tous ces cas, les actes pathologiques annoncent que c'est dans le système nerveux, et par conséquent au cerveau, que se passe l'action principale.

C'est donc ici, comme toujours, aux conditions étiologiques, aux sources de la diathèse nerveuse ou morale que le praticien devra remonter, sous peine de devenir, comme disait Guy-Patin, un *fricoteur d'officine*.

§ 2. *De la part de la médecine morale dans l'hypochondrie.*

Dans toutes ces affections nerveuses, désignées sous le nom d'hypochondrie, ce qui frappe plus particulièrement ce sont certaines erreurs singulières, mais partielles de la sensibilité, qui souvent deviennent dominantes, et déterminent ainsi un faux jugement qu'il est parfois bien difficile de rectifier.

Or, dans tous ces troubles variés de l'intelligence et de l'instinct qui offrent à un œil exercé toutes les possibilités pathologiques du système nerveux, on m'accordera, sans doute, que les distractions, les voyages, les arts libéraux et mécaniques, sont bien autrement puissants que toutes les drogues tirées de la matière médicale; aussi l'on comprend parfaitement Montanus quand il dit, à propos de l'hypochondrie: *Fuge medicos et medicamina, et sanaberis.*

C'est, effectivement, ce qui eut lieu pour Philippe V, tombé dans une espèce de mélancolie hypochondriaque contre laquelle avaient échoué tous les médicaments, et qui fut guéri par l'adresse de la reine et du chanteur Farinelli.... Il suffit d'ailleurs de parcourir les observations citées par les auteurs qui se sont occupés de cette singulière affection, pour se convaincre que la partie essentielle, sinon la totalité du traitement, repose sur l'emploi heureusement combiné de la médecine morale.

Toutes les circonstances de la vie propre à faire naître le calme de l'âme, le plaisir et la joie, et capables, par conséquent, d'affaiblir et d'effacer les peines, devront, dit Louyer-Villermay, qui a fait une étude spéciale de cette folie raisonnante et logique, être recherchées par les malades, ou leur être offertes, quand rien ne s'y oppose. N'est-ce pas, en effet, aux sensations agréables, aux promenades, aux voyages, aux distractions de tout genre que l'on doit attribuer aujourd'hui ces cures merveilleuses de mélancolie, de folie, d'hypochondrie, comme jadis on les attribuait aux pèlerinages de la Grèce, de l'ancienne Thébaïde, etc.?....

Mais c'est moins du remède dont on a fait choix, que d'une méthode éclairée, qu'il faut attendre la guérison de cette maladie. Aussi la méthode de diversion et d'émotion doit-elle varier à l'infini, et c'est au médecin intelligent à deviner celle qui changera la chaîne vicieuses des idées. On comprend, dès lors, que je suis loin de vouloir négliger l'emploi des agents pharmaceutiques, car les mots seuls de *nervins céphaliques, d'anti-acides, de corroborants, de sédatifs, etc.*, exercent déjà une influence immense sur le moral des hypochondriaques; mais ce que je veux, c'est que l'on n'attribue à tous ces médicaments que le rôle qui leur revient réellement. Agir autrement, c'est vouloir se familiariser avec l'erreur, et encourir le reproche que Stahl adressait aux médecins de son temps, quand il disait: *Je voudrais qu'une main hardie entreprît de nettoyer cette étable d'Augias.*

Si nous avons été assez heureux pour bien faire comprendre notre pensée, on ne nous accusera donc ni de scepticisme, ni de manque de foi dans l'action des agents de la matière médicale; mais on conviendra que du moment où il s'agit de *maladies nerveuses*, le travail intellectuel et moral, l'influence du milieu social, l'intelligence et la sagacité du praticien ne sont pas d'un intérêt moins puissant que tous les médicaments physiques, chimiques et pharmaceutiques. Et quel est donc, je le demande, le médicament à opposer à ces visions ridicules, telles que celles qui tourmentent ces pauvres maniaques qui croient avoir des jambes de verre ou de paille, ou qui soutiennent que leurs corps renferment d'immenses amas d'eau, capables d'inonder tout un pays, s'ils se permettaient d'uriner, et qui, pourtant, sur tout le reste, raisonnent souvent d'une manière juste et pleine de sens. Eh bien! c'est alors qu'un médecin habile et qui aura réfléchi sur toutes les infirmités morales de notre pauvre nature, saura trouver parfois quelques-uns de ces moyens ingénieux qui ont réussi dans maintes circonstances, et, à cet égard, il consultera avec fruit Franck, Louyer-Villermay, R. Parise, etc.....

J'ai pu guérir plusieurs hypochondriaques, dit Franck, en parvenant à leur persuader le mensonge de leur sens interne universel.

« Lorsqu'ils étaient tourmentés de nouvelles craintes vaines, touchant la perte de leur santé, je les interrogeais sur ce qu'ils pensaient de quelques journaux politiques qui admettaient des nouvelles sans choix et sans bonne foi, par exemple le *Zuschaner* de Riga, le *Constitutionnel* de Paris, le

Morning-Chronicle de Londres. — Nous n'en croyons pas un mot, me répondaient-ils. — Et pourquoi cela? — Parce qu'ils nous ont trompés plus de cent fois. — Et cependant vous ajoutez foi à vos perceptions maladives qui sont si trompeuses, qui mille fois vous ont annoncé telle ou telle chose, sans qu'il en arrivât jamais rien. »

Mais dans tous ces cas il faut user d'une grande prudence, comme le dit Lancisi, en parlant de la bonne direction des études médicales (*Oper. varia*, 5-2) ; car le médecin doit chercher à persuader et non pas à commander.

Les ouvrages de Franck contiennent encore une foule de faits intéressants qui attestent la haute influence de la médecine morale dans l'hypochondrie, et que le praticien lira toujours avec fruit.

Ici c'est le grand Pierre M...., sujet aux paroxysmes de l'hypochondrie et qui en était délivré pourvu qu'on pût l'exciter à rire. C'est à quoi excellait un bouffon de la cour nommé Balakisjew. Là, c'est un musicien tombé dans un état très-grave d'hypochondrie et de mélancolie, à qui tous les remèdes étaient désagréables et qui, cependant, en demandait avec anxiété. Le médecin, au lieu de remèdes, lui écrivit sur une ordonnance la fin du cantique : *Vom Himmel kumder Engel schaar,* qui se trouve ainsi finir : *Geduldig, frœhlich allezeit*, avec son air usité.

En voyant cette formule, le malade partit d'un grand éclat de rire, et, parfaitement rétabli, il quitta aussitôt le lit. Montaigne, lui aussi, nous apprend ce que peut l'influence de la médecine morale : « Ayant besoin d'une véhémente diversion, pour m'en distraire, je me fis par art amoureux, et par estude, à quoy l'âge m'aidait, l'amour me soulagea, et retira du mal qui m'était causé par l'amitié. »

« Vie de malingre, écrivait à son tour Voltaire à d'Alembert, mort continuelle avec des moments de résurrection; j'en sais des nouvelles depuis soixante ans !..... Je m'anéantis petit à petit sans souffrir beaucoup. J'ai autant de peine à digérer ce que je mange que ce que je vois, et ce que j'entends. »

Pense-t-on que c'était dans la pharmacie que Tronchin allait chercher des remèdes à tant de souffrances ? Il était trop habile pour ne pas aller les demander à une heureuse révulsion morale; et Voltaire lui-même le reconnaît bien quand il dit :

Ces entretiens charmants, ce commerce si doux,
Ce plaisir de l'esprit, plaisir vif et tranquille,
Est à mon corps usé le seul remède utile.
Ah ! que j'aurais souffert sans vous.

Dans l'ouvrage si intéressant du docteur Brierre de Boismont sur le suicide, on trouve également une foule d'exemples qui pourront guider heureusement le médecin pour le traitement de ces affections bizarres qui semblent appartenir plus particulièrement à l'état de l'âme, et dans lesquelles les fils secrets qui lient les dérangements des parties organiques à ceux de la sensibilité, n'ont pas toujours été bien saisis.

Il est curieux d'examiner, en détail, ces observations qui prouvent sans réplique et par des faits irrécusables, cette correspondance régulière. On y voit que les accents de parents aimés, d'une femme, d'un mari, d'enfants, d'un ministre de Dieu, ont souvent opéré des cures merveilleuses, alors que tous les médicaments avaient échoué.

Le mariage, si utile aux jeunes gens pour combattre l'ennui et le dégoût de la vie, ne l'est pas moins dans l'âge mûr, pour dissiper la mélancolie et les idées noires, comme le prouve l'exemple de James Watt, dont la vie a été si bien racontée par Arago. Le docteur Caffe cite également l'exemple d'un ancien élève de l'École Polytechnique, tombé dans un état d'hypochondrie qui lui inspirait des idées de suicide, et dont il fut parfaitement guéri par le mariage. Nul doute que l'influence du mariage ne fût bien autrement prépondérante, si les considérations qui servent de base à cette institution, n'étaient exclusivement prises dans les intérêts matériels. Mais dans l'état actuel de la société, le mariage, au lieu de l'union pure et sainte de deux cœurs, n'est, le plus ordinairement, que l'union matérielle de deux sacs d'argent. Quand donc comprendra-t-on la justesse de ces paroles de Franklin : « Il faut plus d'argent pour nourrir un vice que pour élever trois enfants. »

En lisant, dans les trois livres de saint Jean-Chrysostome à Stagyre, la peinture admirable du malaise, de l'inquiétude, de l'ennui qui consumaient le monde au milieu des joies les plus étourdissantes, on est frappé de la sagesse de ses conseils dans l'indication des remèdes qu'il propose à tant de misères. « Le meilleur moyen de se délivrer de la tristesse, dit-il, est de ne point l'aimer. » Mot profond et dont nous avons déjà fait comprendre la justesse. Puis, il indique un remède à son état de souffrance. « Ce qui vous surprend surtout, Stagyre, c'est de voir que beaucoup d'hommes qui étaient en proie au démon de la tristesse, quand ils vivaient dans les délices et dans les plaisirs, s'en sont trouvés tout à fait guéris, une fois qu'il sont été mariés et qu'ils ont eu des enfants, tandis que vous, ni vos jeûnes, ni vos veilles, ni vos méditations, ni toutes vos austérités, n'ont pu soulager votre mal. »

C'est que, en général, nous sommes ici-bas pour agir et non pour rêver. A toutes nos pensées, à tous nos sentiments, Dieu, comme le dit M. Saint-Marc-Girardin, a attaché l'action comme une nécessité : à la piété, le culte; à l'amour, le soin de la famille. Nulle part il ne s'est contenté de la pensée, parce qu'elle s'évanouit bientôt dans la rêverie, et que la rêverie a inspiré de tout temps le dégoût du travail, et a souvent conduit au suicide.

Le travail, en effet, est, comme on l'a dit, l'échelle de Jacob à l'aide de laquelle on s'élève jusqu'à la divinité. Par le travail, qui est une loi de la Providence, on refoule bien des misères, et le cœur s'ouvre à toutes les bonnes inspirations. « Ah ! que j'ai brouetté d'ennuis, de chagrins, de douleurs, disait un pauvre malade à R. Parise, mes terrasses en sont farcies. »

Aussi le docteur Reid, consulté par un homme tombé dans le spleen le plus profond, lui conseilla-t-il de se livrer à un travail d'imagination, et il trouva dans ce travail la guérison de son mal.

C'est encore ainsi que Bretonneau assura à un hypochondriaque qu'il guérirait, s'il se faisait nommer député. Il y employa tous ses efforts, parvint à son but et à la guérison. Ce fait, et bien d'autres, justifie cette remarque profonde de Gœthe : « Une excessive délicatesse qui fait que l'on attribue trop de prix à la personnalité propre, peut être une cause d'hypochondrie, si elle n'est balancée par une grande activité. »

« S'il m'appartenait de vous donner des conseils, écrivait Jean-Jacques Rousseau à un jeune homme désœuvré, le premier que je voudrais vous donner est de ne point vous livrer à ce goût que vous dites avoir pour la vie contemplative et qui n'est qu'une paresse de l'âme, condamnable à tout âge et surtout au vôtre. L'homme n'est point fait pour méditer, mais pour agir; la vie laborieuse que Dieu nous impose, n'a rien que de doux au cœur de l'homme qui s'y livre en vue de remplir son devoir. »

Et, en effet, que l'être le plus chétif, le plus délicat s'adonne à un travail continuel, il n'aura pas le temps d'être malade; mais qu'il se laisse aller à l'amour des plaisirs, l'oisiveté le tuera. « L'acier qui ne sert pas se rouille, » a dit, avec raison, Bulwer.

Le travail étant une loi de la Providence, est effectivement, par cela même, le principe et la garantie de l'ordre, et l'ordre est la condition de la vie; car la vie n'est rien, c'est l'usage qu'on en fait. Donc quand l'être moral viole la loi, il sort de l'ordre, il entre en opposition avec la volonté suprême, il n'a plus de bouclier pour le protéger contre ses faiblesses et ses défaillances.

C'est au médecin, par conséquent, à ne négliger aucun moyen moral pouvant avoir quelque influence sur un esprit malade. Qu'il cherche à découvrir la fibre sensible, et souvent il sera assez heureux pour y parvenir. A ce riche ennuyé et blasé sur tout il montrera toutes les jouissances que procure le dévouement à ses semblables, et il lui rappellera ces belles paroles de Jean-Jacques:

« Philosophe d'un jour ! Ignores-tu que tu ne saurais faire un pas sur la terre sans trouver quelque devoir à remplir, et que tout homme est utile à l'humanité, par cela seul qu'il existe ? « Jeune insensé ! s'il te reste au fond du cœur le moindre sentiment de vertu, viens que je t'apprenne à aimer la vie. Chaque fois que tu seras tenté d'en sortir, dis en toi-même : Que je fasse encore une bonne action avant que de mourir. Puis, va chercher quelque indigent à secourir, quelque infortuné à consoler, quelque opprimé à défendre. Si cette considération te retient aujourd'hui, elle te retiendra demain, aprèsdemain, toute la vie. » A l'appui de ces belles paroles, voici quelques observations qui en prouveront également la justesse.

Mélancolie guérie par une heureuse révulsion morale.

Une dame, dont l'histoire est consignée dans le livre si intéressant du docteur Morel, et qui était traitée par ce savant médecin, se trouvait plongée dans la plus noire mélancolie. Ni les voyages les plus intéressants, ni les spectacles les plus émouvants, ni les impressions des beaux arts, n'avaient amené de soulagement.

Le médecin crut alors devoir agir sur cette sensibilité morbide par une espèce d'*homœopathie morale.* Il est des cas où la douleur ne peut être guérie que par la douleur.

« *Non ignara mali, miseris succurrere disco.* »

Je ne connais rien de si beau, de si profond, de si touchant de si vrai, que cette maxime.

On conduisit donc cette jeune dame dans un de ces orphélinats si communs en Italie. On fut très-étonné de voir la malade qui, dans les musées publics, ne marchait que la tête baissée, en poussant de sourds gémissements, promener des regards pleins d'attendrissement sur les nombreux enfants qui l'entouraient. Il lui échappait même, lorsqu'elle croyait n'être pas aperçue, d'adresser des caresses furtives à ces pauvres orphelins. Un jour, elle fut si salutairement émue à la vue d'une femme qui, dans le plus grand hôpital de Venise, mourait en tenant embrassés ses deux enfants en bas âge, qu'elle demanda spontanément de les recueillir à son hôtel, et de donner à ces orphelins les soins qu'exigeait leur triste situation. Le docteur Morel accéda sans peine à son désir, et la guérison de cette malade fut obtenue en dirigeant ses sentitiments vers un but d'activité plus en rapport avec les véritables besoins de son cœur.

Médecins du corps, jusques à quand la thérapeutique morale sera-t-elle donc, après cela, pour vous, un objet de dérision et de dédain ?

Hypochondrie par satiété de la fortune. — Traitement moral. Guérison.

Un ancien banquier, qui, depuis quelques années, s'était retiré des affaires, après avoir acquis une fortune de 150,000 fr. de rente, tomba, par la satiété même de cette fortune, dans un état de bizarrerie tel, que sa famille craignit qu'il ne devînt fou.

Un jour, Laënnec voit entrer chez lui ce banquier. — Docteur, lui dit celui-ci, j'ai réfléchi à ce que vous m'avez dit souvent; je vois tous les jours davantage que je suis sur le point de devenir fou ; je viens vous demander vos conseils. Je suis le plus malheureux des hommes et je rends tout le monde malheureux; que faut-il que je fasse? J'exécuterai rigoureusement ce que vous m'ordonnerez. — Je ne me fie nullement, répondit Laënnec, aux bonnes dispositions que vous me montrez en ce moment; demain, ce soir, dans une heure peut-être, elles seront changées. Je ne consentirai à essayer de vous guérir que si vous vous maintenez huit jours entiers dans les mêmes intentions. — Le banquier revint en effet chez Laënnec au bout de huit jours. — Vous êtes donc bien décidé, dit Laënnec, à faire tout ce que je vous ordonnerai, mais tout, entendez-vous? Et réfléchissez qu'il n'y a point de bornes à ce mot. — Oui, monsieur, j'y suis décidé. — Hé bien, vous irez demain chez votre notaire, et vous ferez donation de votre fortune à votre femme; vous ne vous réserverez qu'une pension de cent cinquante francs par mois; vous quitterez vos lambris dorés, votre table, vos chevaux, vos équipages. — Je le ferai. — Le lendemain la donation eut lieu. Le banquier fit disposer à son usage deux petites pièces à l'entresol, qu'occupait auparavant son portier; un lit en bois blanc, une commode de noyer, une table et quelques chaises, voilà l'ameublement de l'une des pièces.... Sa femme et sa fille ne le voyaient qu'un instant chaque matin, au déjeûner; il sortait à pied, et quand, dans ses promenades, il était fatigué, il prenait un cabriolet de place.

Au bout de quelques semaines, il avouait déjà à Laënnec que ce genre de vie ne lui était nullement pénible; tout lui apparaissait sous un nouvel aspect; il lui semblait être revenu au temps de sa jeunesse, à l'époque où il commençait sa fortune. Quand il allait au spectacle, il y trouvait du plaisir et y restait toute la soirée; quand il lui arrivait d'aller chez un de ses amis, il y trouvait tout bon, lui qui auparavant frondait tout d'une manière insultante et malhonnête; enfin il attendait avec impatience le matin la visite de sa femme et de ses filles, lui qui, depuis bien longtemps, ne leur montrait plus aucune tendresse.

Ce genre de vie durait depuis six mois, lorsque Laënnec lui manifesta le plaisir qu'il éprouvait de son rétablissement complet. Mais, lui dit-il, vous ne pouvez plus reprendre le genre de vie que vous aviez auparavant; il y aurait trop de danger que vous retombassiez dans l'ennui et le dégoût dont vous êtes si heureusement sorti; il faut que vous quittiez Paris, que vous achetiez une terre considérable que vous ferez valoir par vous-même. Vous l'achèterez, si vous me croyez, en Bretagne; là vous aurez des gens pauvres auxquels vous pourez faire du bien; ils sont religieux, ils seront reconnaissants ; vous aurez là des gens ignorants, il sera beau à vous de les faire instruire en fondant des écoles. En agissant ainsi, vous ouvrirez votre âme à des impressions et à des plaisirs qui vous sont inconnus et qui valent bien le vide et les ennuis que vous trouveriez dans la capitale. Et il ajouta : Voilà une contre-lettre de votre femme, qui rend nulle la donation que vous lui avez faite.

Peu de temps après, ce banquier, appréciant l'excellence des conseils de Laënnec, acquit une propriété et quitta Paris. Là il vécut content et complétement guéri de ses bizarreries, au milieu de ses champs et de ses bois (*Bulletin de thérap.*, t. VIII).

Et après cela que l'on parle encore de la fortune, de la gloire, du succès. Quelle pitié que la fortune, quelle pitié que la gloire, quelle pitié que le succès !

M. de Ségur rencontre un jour le marquis d'O..., connu par sa passion pour le jeu. Il le trouve sombre et plongé dans la mélancolie ; il le croit ruiné, et lui demande avec embarras la cause de sa tristesse. « Ah ! mon cher ! répondit-il, plaignez-moi : depuis un mois j'ai beau changer de jeu, je gagne toujours, sans perdre un seul coup ! Il n'y a rien de si monotone, de si ennuyeux ; ce bonheur constant et sans variation est insupportable, et finirait, je crois, par me dégoûter du jeu. » Deux ans après, jeune, comblé d'honneurs et de richesses, uni à une femme riche, belle, qu'il aimait, il se suicida parce que rien ne manquait à la satisfaction de ses désirs.

Il n'est pas nécessaire d'avoir réfléchi bien longtemps pour savoir que l'immensité de ses désirs jette l'homme dans un malaise au sein duquel tout ce qu'il a gagné est comme la goutte d'eau oubliée dès quelle est bue, et qui irrite la soif au lieu de l'étancher.

« Je n'ai jamais été si peu content que lorsque je me suis vu maître absolu dans Rome, dit Sylla à Eucrate.

» Réglez comme vous voudrez toutes les institutions, distribuez comme il vous plaira toutes les jouissances, ni votre sagesse, ni votre richesse ne combleront l'abîme. L'âme de l'homme est plus grande que tous les biens du monde. Il y aura toujours en lui plus de désirs que la science sociale n'en peut régler ni satisfaire, plus de souffrances qu'elle n'en peut prévenir ou guérir. La religion seule peut nous soutenir dans nos douleurs. Il faut une puissance plus haute que les puissances de la terre, des perspectives plus longues que celles de la vie, il faut Dieu et l'éternité. »

Je livre ces belles paroles de M. Guizot aux réflexions de ces médecins qui ne connaissent que cette thérapeutique matérielle dans laquelle on se traîne depuis des siècles, sans autre méthode qu'un aveugle empirisme.

En résumé donc, passions tristes, douloureuses, oppressives, voilà le lot de l'humanité. On a beau les dissimuler, les dérober à tous les regards sous les dehors du bonheur, de la fortune, du silence, dès qu'un observateur attentif s'est introduit au logis, il sait bientôt ce qu'il doit croire de ces victoires de l'homme sur les misères et les douleurs morales, dit avec raison Brierre de Boismont.

Quand il fut parvenu à la célébrité, à la fortune, aux honneurs, Corvisart, dont la haute position faisait tant de jaloux, était-il donc si heureux? Hélas! tourmenté par une mélancolie secrète, ne se faisant aucune illusion sur les choses de ce monde, estimant peu les hommes, et ne faisant pas à l'humanité l'honneur de croire qu'elle pût jamais se corriger, dit R. Parise, il abandonnait, en quelque sorte, sans résistance, aux circonstances physiques, une existence qu'il ne se sentait pas la force de leur disputer. Aussi la concentration encéphalique des forces vitales amena-t-elle bientôt l'apoplexie dont il fut frappé.

Est-il besoin d'indiquer ici la part de la médecine morale? Certes des faits semblables ne demandent point de commentaire.

Et Dupuytren dont on montre aux yeux éblouis la couronne chirurgicale. — Est-ce qu'ainsi que toutes les autres cette couronne n'a pas eu ses épines? Un siècle de vie et de santé paraissait réservé à cette robuste constitution ; mais la douleur morale concentrée, les angoisses de l'ambition, ses luttes avec un rival dont le découragement moral fut peut-être encore plus précoce, altérèrent bientôt cet organisme autrefois si énergique, et il succomba à l'âge de cinquante-huit ans, le cerveau trois fois sillonné par la foudre apoplectique, suivant l'expression de M. Bouillaud.

Et pourtant ce sont là les privilégiés, les heureux de ce monde. Que dire, après cela, de ceux qui, avec des talents incontestés, n'ont jamais pu atteindre le but de leur ambition, faute de protecteurs ou de circonstances favorables; car si, comme on le dit, il est peu de fortune à millions qui n'ait quelque tache à l'origine, il n'y a guère de place qui n'ait coûté quelque démarche pénible.

Or si l'on trouve à opposer à ces causes si fréquentes de maladies nerveuses, d'hallucinations, d'hypochondrie, de folie, d'affections organiques un meilleur remède que la médecine morale, nous serons heureux de le signaler à ces milliers d'âmes souffrantes qui ont besoin d'être consolées.

Jusque-là, qu'il nous soit permis de dire avec le docteur Brierre de Boismont : « La religion catholique a deux leviers par excellence qui ont sauvé de nombreuses victimes, ces deux leviers sont la confession et le cloître. Leur nom pourra faire sourire de pitié plusieurs métaphysiciens allemands, et d'autres encore ; mais comme nous n'avons qu'une pensée, celle de guérir, nous sommes dans l'obligation de recommander un moyen qui a produit d'admirables effets. »

§ 3. *Nostalgie.*

Une des variétés de l'hypochondrie et de la mélancolie, et qui atteste de la manière la plus évidente l'immense influence du moral dans les affections nerveuses, c'est assurément la nostalgie. Or, quel traitement opposer à cette névrose cérébrale, si ce n'est une thérapeutique morale dont les indications seront puisées dans le cœur et les inspirations du médecin observateur et judicieux.

Dans son attachant ouvrage sur la physiologie des passions, Alibert raconte qu'il a eu pendant quelque temps à l'hôpital Saint-Louis une jeune fille du canton de Berne qui était devenue profondément mélancolique. — Elle passait les jours et les nuits à regretter la terre natale. Elle chantait sans cesse l'air favori du *Ranz-des-Vaches.* Cette infortunée languit et se dessécha par la consomption.

Super flumina Babylonis, illic sedimus, et flevimus cùm recordaremur Sion.

» Nous nous sommes assis sur les bords des fleuves de Babylone, et nos larmes ont coulé au souvenir de Sion. »

Le seul remède à tant de souffrances physiques et morales c'est le retour dans le pays natal, et il suffit d'avoir quitté quelque temps le toit paternel pour comprendre toute la puissance de cette thérapeutique morale.

Quelquefois même il n'est besoin que d'un mot, d'une promesse pour détourner la source féconde des maladies qui viennent ajouter au poids des souffrances d'un pauvre nostalgique. Dans une thèse intéressante sur la nostalgie, le docteur Therrin cite l'observation remarquable d'un militaire qui, atteint de mélancolie profonde, avait obtenu la permission de retourner chez lui. — A quelques lieues de Paris il éprouva une telle joie qu'il renonça à son voyage et rentra dans sa compagnie bien portant. Quel est celui dont le cœur n'a pas palpité au retour d'un premier voyage !

Aussi le touchant épisode de Couramé, cette jeune et belle indienne de la tribu des Noragues, enlevée à neuf ans par des chasseurs, et élevée à Cayenne par Mme de Sainte-Croix qui l'avait adoptée et qui lui avait donné une éducation brillante et distinguée sera-t-il toujours lu avec le plus vif intérêt. Alibert a parfaitement dépeint la perplexité de cette jeune fille parvenue à l'âge de vingt ans et flottant entre deux sentiments contraires, celui d'abandonner sa bienfaitrice, et celui de retourner dans sa patrie avec des Noragues venus à Cayenne pour se procurer des haches et des fusils. Mais la nature l'emporta, et le désir de revoir sa terre natale, sa mère, son vieux père, lui fit abandonner furtivement sa mère adoptive non sans donner pourtant beaucoup de larmes à la terre de l'hospitalité.

Eh bien ! suivant la juste remarque de Chateaubriand, il en est des souffrances comme des patries, chacun a la sienne ; vouloir les ramener toutes à des types connus, c'est ne tenir aucun compte du mode de sensibilité propre à chacun.

§ 4. *Rapport de l'hypochondrie avec la folie.*

Nous avons déjà parlé des connexions de l'aliénation mentale avec les névroses; l'hypochondrie viendrait, au besoin, prouver cette étroite relation en nous montrant ce qu'elles ont de caractéristiques analogies quant à leur origine, leur siége, leur nature et souvent même leur traitement.

Parmi les hypochondriaques nous en trouvons qui sont continuellement agités, se disant incurables, perdus, qu'ils ne peuvent respirer, qu'ils étouffent, etc.... D'autres s'imaginent qu'on leur souffle des gaz méphitiques, qu'on les brûle, et sont en proie à une foule de conceptions délirantes qu'il serait difficile d'énumérer. Le docteur Brierre de Boismont dit qu'il a vu avec le docteur Vigla un hypochondriaque dont les souffrances étaient par moments si vives qu'il craignait de ne pas résister à de nouveaux accès. Ils trouvèrent deux pistolets sur la cheminée du salon.

Ce médecin distingué a désigné sous le nom de *folie d'action* l'existence d'une conception délirante où les actions sont en désaccord avec les paroles. Un examen de tous les instants, nous dit-il, met hors de doute que les malades qui paraissent le plus maîtres d'eux-mêmes, déraisonnent tout à coup, tiennent des propos incohérents, ont des visions, cèdent à des entraînements irrésistibles. Une demoiselle qui avait voulu se suicider a toujours répondu qu'elle ne savait pas ce qui l'avait poussée à cet acte, et qu'elle ne se le rappelait en aucune manière.

Plusieurs de ces malades ont au début, dit Esquirol, des symptômes de mélancolie simple, d'hypochondrie, d'hystérie, d'affections gastriques, névralgiques, de la dyspepsie, des troubles dans les viscères abdominaux, des flatuosités, de la constipation. Ils ont des chaleurs, de la céphalalgie; ils renoncent à leurs habitudes, n'ont de goût à rien, parlent souvent de la mort. Ils sont ombrageux, pusillanimes, difficiles à vivre. L'idée de se tuer, d'abord passagère, devient fixe; ils sont tourmentés par des rêves affreux.

« Un ouvrier sage, laborieux, honnête, bon père de famille, charitable, vient me trouver, raconte Buffon, et me dit : Je suis possédé de la manie de commettre un crime, j'en éprouve un tel désir que je ne pourrai y résister, et pourtant j'ai une femme que j'adore, un enfant unique, qui est tout mon espoir; mais je suis obsédé de mon idée au point d'éloigner tout instrument tranchant; je craindrais d'égorger ma femme et mon fils. »

Buffon pensa que c'était de l'aliénation mentale, il lui ordonna des bains de pied, et l'engagea à revenir. Victor Cousin, c'est le nom de l'ouvrier, assassina, avant de mourir, son plus proche voisin et son meilleur ami.

Dans ces différents états l'organe le plus exposé aux atteintes de la douleur morale est assurément le cerveau; mais l'épine morale enfoncée dans le cerveau amènera infailliblement les plus graves accidents. Or, les anciens médecins, qui donnaient une si grande attention aux effets physiques des affections morales, connaissaient fort bien ces folies, *pour ainsi dire plus intellectuelles*, dit Cabanis, dont le traitement se réduit à changer toutes les habitudes du malade, quelquefois à lui causer de vives émotions capables d'intervertir la série des mouvements du système nerveux, et de lui en imprimer de nouveaux.

« Un homme de lettres éprouve les horreurs du penchant au suicide. Un voyage qu'il fait à Londres augmente cet état, et lui fait prendre la résolution d'abréger le terme de sa vie. Il se rend sur un pont pour se précipiter dans la Tamise. A son arrivée, il est attaqué par des voleurs. Il s'indigne, fait des efforts pour s'arracher de leurs mains, nons sans éprouver la frayeur la plus vive. Le combat cesse. Notre mélancolique, oubliant le but de sa course, rentre chez lui, entièrement délivré de ses projets sinistres de suicide. C'est une manie mélancolique qui a cédé à l'impression de terreur produite par une attaque imprévue. » (Esquirol.)

Ce fait vient à l'appui des observations de Lorry qui a dit : *Spasmum spasmo solvitur,* dans son excellent traité où il peint si bien les tourments de la mélancolie.

Les affections de l'âme, nous le savons maintenant, ont donc sur l'économie des effets dont le principal moteur est le système nerveux. De là ce grand nombre des maladies nerveuses en raison de cette mobilité particulière et de cette excitabilité qui jettent chaque jour l'économie dans la confusion et le désordre, car, tous, nous abusons de la vie Elle s'use par les peines morales, par les excès de table et les excès du travail, elle s'use par l'abus de tous les plaisirs et les besoins illusoires, et même, par son propre exercice.

Une vie séculaire, voilà, selon Buffon et M. Flourens, ce que la Providence a destiné à l'homme. Bien peu arrivent à ce grand terme, mais aussi, comme le remarque ce savant physiologiste, avec ses mœurs, ses passions, ses misères, l'homme ne meurt pas, il se tue. C'est que bien peu, aussi, obéissent à la loi divine qui seule est le remède contre toutes les maladies morales.

« La santé, dit aussi le docteur Michel Lévy, a été la dot

primitive de l'homme, et sa liberté n'a connu d'autre limite que la nécessaire limite des lois de son organisation et du milieu ambiant. Les causes qui ont amené l'idiotisme, la frénésie, l'apoplexie, il les a volontairement mises en jeu, lui ou ses ascendants. Tous les états organiques ou psychologiques qui entraînent l'abolition de la volonté sont les résultats d'un suicide qui frappe l'individu seul ou la famille avec l'individu. Je vois dans l'idiotisme de naissance, ajoute ce savant médecin, le spectre de l'intelligence du père ou de l'aïeul, ou le produit condamné d'un croisement illégitime. »

CHAPITRE XII.

Résumé et conclusion.

C'est donc, comme nous le disions au début de ce travail, une belle et grande question que celle de la médecine morale, et l'on ne comprend guère qu'on ne se livre pas avec plus d'ardeur à ces hautes études philosophiques si nécessaires au véritable médecin, à ces époques surtout d'énervement moral qui envahit les nations blasées.

Ce ne serait pas, en effet, la peine d'être médecin, si l'on ne retirait d'autre fruit d'une longue pratique que le doute et le désanchantement, suite naturelle de tant de déceptions qu'éprouve celui qui ne s'arrête qu'à la superficie des faits, qu'à l'écorce des phénomènes. A quoi bon tant d'expérience et de sagacité quand il ne s'agit plus que de suivre et de traiter matériellement une maladie? Que fera toute la science du médecin même le plus habile contre une anévrysme au cœur, un squirrhe au pylore, un ramollissement cérébral? Ah! c'est l'*apoplexie morale* qu'il aurait fallu soigner tout d'abord. C'est le germe de la maladie qui subit dans l'organisme une sorte d'incubation qu'il fallait commencer par découvrir pour le détruire ensuite. Le chagrin concentré, voilà le vautour qui déchira les entrailles de Napoléon sur le rocher de Sainte-Hélène. La maladie morale avait précédé la maladie physique, et le germe du cancer qui avait tué son pere à Montpellier dans un âge peu avancé, transmis à cette nature irritable et impatiente de tout frein, s'était développé sous l'influence de toutes les tortures de l'âme et du corps.

Principiis obsta sero medicina paratur.

Rien de plus exact et de plus vrai, surtout quand il s'agit de maladies nerveuses.

L'humanité, nous le savons, est exposée à d'innombrables maux. L'ambition, l'orgueil, l'intérêt, toutes les passions, en un mot, qui exagèrent la sensibilité, déterminent cette foule de névroses attribuées trop souvent à l'irritation, à l'inflammation, à l'asthénie et à tant d'autres causes secondaires, mais qui ne trompent pas le praticien dont les études médicales ont été fécondées par les aperçus philosophiques. Souvent, en effet, l'âme souffre plus que le corps, et au lieu de ne porter ses regards que sur les lésions physiques, c'est elle qu'il faudrait arracher tout d'abord au poison dont elle se nourrit, au charme corrupteur et énervant de ses vagues et mélancoliques rêveries.

Médecins, ne nous faisons point prosateurs emphatiques de romans, mais qu'il nous soit permis de dire que, s'il y a dans notre nature un vice, dans notre condition un mal qui échappe à tout effort humain, si le désordre est en nous, et la souffrance morale dans les lois providentielles de notre nature, le rôle de médecin sera de rétablir l'ordre dans les fonctions morales aussi bien que dans les fonctions physiologiques, ce qui faisait dire à Galien que la médecine fait partie de la philosophie des mœurs.

Ah ! s'il était donné au médecin de pénétrer tous ces désordres de l'âme et du cœur qu'on se garde bien de lui dévoiler, et qui sont pourtant ce qu'il y a de plus essentiel à connaître, sans doute son diagnostic et son traitement seraient bien différents.

« On veut des romans, dit M. Guizot, que ne regarde-t-on de près à l'histoire? Là on trouverait la vie humaine avec ses passions les plus vives, comme les plus douces, et, de plus, un charme souverain, le charme de la réalité. »

Cependant, quoique égaré souvent par l'erreur et le mensonge, l'homme est fait pour la vérité; aussi le médecin vraiment digne de sa haute mission fera-t-il de continuels efforts pour redresser une conscience qui, abandonnée à ses seules inspirations, peut devenir la source de maladies nombreuses. — *Mens sana in corpore sano*, c'est un précepte qu'il est bon de rappeler souvent à ces hommes tyrannisés par mille passions cruelles et qui ne trouvent alors que dans le sentiment religieux la guérison du trouble qui les agite.

De là la nécessité d'une bonne éducation, car il est facile de comprendre que la direction des sentiments, des facultés affectives, ne peut devenir un des plus puissants leviers de la médecine morale qu'à la condition d'une bonne éducation qui exercera de bonne heure une influence salutaire sur l'organe central de l'intelligence et de l'entendement.

Aussi Bichat lui-même qui, en faisant des passions l'attribut de la vie organique, se trouvait en quelque sorte autorisé à avancer que le caractère moral n'est pas plus que le tempérament physique susceptible de changer par l'éducation, convient néanmoins que l'éducation, grâce à une heureuse direction, peut modérer l'influence du caractère, et perfectionner assez le jugement et la réflexion pour rendre leur empire supérieur au sien, et nous mettre par conséquent à même de maîtriser tous nos actes moraux. Et voilà comment, par l'ascendant de son rare esprit, Fénelon détruisit avec un art admirable tous les germes dangereux que la nature et le sentiment prématuré du pouvoir avaient jetés dans le jeune cœur du duc de Bourgogne, et fit ainsi succéder à tous les défauts d'un caractère indomptable l'habitude des plus salutaires vertus.

Et ce n'est pas seulement dans le jeune âge que l'on peut obtenir d'aussi brillants résultats; aussi Cœlius Aurelianus recommandait-il aux convalescents d'aller entendre les leçons des philosophes, car la sérénité de l'âme, acquise par l'habitude des hautes pensées, entretient l'harmonie organique par une influence douce et constante. Il suffirait, au reste, d'ouvrir les annales de l'histoire pour se convaincre des effets de l'éducation morale, même à un âge plus avancé, sur la faiblesse de la constitution primitive, et de la puissance de notre énergie et de notre volonté à la modifier et à affaiblir ainsi la susceptibilité anormale du système nerveux. Une foule d'exemples, en effet, viendraient prouver tout ce que peut une volonté droite, ferme et bien dirigée. Ils montreraient, au besoin, que l'homme, au moyen de l'âme, peut agir sur tout son être, et conséquemment sur les maladies mêmes, en tant qu'elles ont leur source dans la constitution individuelle. C'est ainsi que nous voyons Guillaume d'Orange qui, dès l'enfance, avait été faible et maladif et dont la frêle poitrine était déchirée par une toux incessante, soutenir néanmoins par la force de son esprit un corps souffrant et languissant. Et saint Grégoire le Grand qui régla, de son lit, les affaires du monde entier, qui réforma les mœurs, apaisa des guerres, secourut les peuples dans les famines, créa la grande mission d'Angleterre, ne nous montre-t-il pas d'une manière évidente les rapports d'une forte éducation morale avec la faiblesse d'une constitution maladive? C'est également ainsi que Pascal qui n'ayant sur la terre d'autre action que celle de l'intelligence la continua jusqu'à ce qu'il eût achevé de mourir.

Or il est bon de montrer ces fortes individualités, symboles de la puissance de l'esprit sur la matière, et qui restent placées dans le temple de l'histoire comme de sublimes exemples proposés à notre imitation.

Le philosophe Kant qui considérait la force morale de la volonté comme le meilleur régime et le remède le plus salutaire, avait dédié à Hufeland un traité sous le titre: « *Du pouvoir de l'esprit de maîtriser, par la seule volonté, les impressions maladives.* » D'une faible constitution, enclin à l'hypochondrie, sujet à des palpitations et à l'oppression, il fit entrer dans sa tête, comme l'a dit son biographe, le calme et la sérénité, il conserva un esprit libre, un caractère ouvert, une humeur enjouée. Il sut triompher ainsi de l'influence perturbatrice d'autres sensations encore plus pénibles, en portant ailleurs son attention avec énergie, jusqu'à ce que la chose ne le touchât plus...... Cette cure morale, il l'employa même contre le rhume et la toux avec succès. Il s'était fait son médecin à lui-même, et, chose bien périlleuse à imiter, il s'était rendu indépendant de l'art médical. (*Revue germanique.*)

Sans doute, ces exemples sont rares, mais ils suffisent pour nous prouver que l'homme qui a ses deux vies dans une espèce d'équilibre, dont les deux centres, comme le dit Bichat, cérébral et épigastrique, exercent l'un sur l'autre une égale action, chez qui les passions animent, échauffent, exaltent les phénomènes intellectuels, sans en envahir le domaine, qu'un tel homme, dis-je, réunirait en lui les conditions les plus favorables à la longevité et trouverait dans son jugement un frein qu'il serait toujours maître d'opposer à l'impétueuse influence de ses désirs. Et s'il m'était permis de faire l'éloge d'un corps auquel j'ai l'honneur d'appartenir, je montrerais ici le médecin qui a compris sa noble et sublime mission, faisant lui-même de continuels efforts pour arriver à cette haute perfection morale. Et qui donc, à la vérité, en a plus besoin que celui qui est chaque jour aux prises avec les devoirs les plus sérieux, et dont le but suprême est de tout sacrifier, repos, santé, existence, et même, au besoin, dit Hufeland, son honneur et sa réputation à la santé et à la vie de ses semblables.

Aussi voyez ce médecin tel que la science, la morale et la religion nous l'ont montré plus d'une fois au milieu des épidémies meurtrières ou sur les champs de bataille, le front calme et serein, l'âme tranquille et ferme, le cœur sans autre émotion que celle de la pitié, dédaignant le péril qui s'offre à chaque instant sous ses pas, n'est-ce pas là le témoignage le plus éclatant de l'influence favorable du moral contre les causes de destruction les plus rédoutables? Rappelons-nous ce découragement profond, cet affaissement moral de notre glorieuse armée d'Égypte, célèbre par ses victoires aussi bien que par les désastres de la peste qui ravagea ses rangs. Si notre esprit s'attriste à de tels souvenirs, qu'il ose contempler pourtant les ruines de la grandeur humaine, il la verra se relevant plus noble peut-être encore dans cet admirable dévouement que le médecin sut alors, comme bien d'autres fois, inspirer à des cœurs nobles et généreux. Aussi Larrey obtint-il la plus précieuse des récompenses que puisse ambitionner un médecin : les soldats, ainsi qu'il arriva à Ambroise Paré, au siége de Metz, avaient plus de courage et de confiance quand ils le savaient à l'armée.

Sans doute il n'est pas donné toujours au médecin de se trouver sur un aussi vaste théâtre; mais il y a ici-bas plus de hautes âmes que de hautes et éclatantes renommées. La bonté sympathique a ses lauriers comme le courage, et les succès qu'elle procure valent bien ceux qui sont entourés d'une plus brillante auréole. Rappelons-nous le beau trait de Bouvart.

En voici un autre que j'emprunte à R. Parise. Un médecin appelé près d'un homme accablé de douleurs et dans l'état le plus grave, découvre bientôt l'origine du mal : l'infortuné était sur le point de perdre sa place, l'unique ressource de sa nombreuse famille. A l'insu du malade, il écrit au ministre et lui peint avec force sa triste position. Le ministre répond, et donne l'assurance positive que la place ne sera pas réformée. On comprend l'effet d'une aussi puissante médication sur le moral du malade.

Médecins de l'âme et du corps, il faut que nous connaissions encore toutes les blessures de l'amour-propre humilié, cette excessive sensibilité des âmes nobles et délicates, et les effets parfois si terribles d'un mot, d'un geste, quelquefois même du silence. On sait que le froid silence de Louis XIV coûta la vie au brave général de Laubanie qui, en défendant Landeau avec tant de courage en 1704, avait perdu la vue par l'éclat d'une bombe.

Le duc de Bourgogne qui avait pour lui beaucoup d'estime, persuadé qu'une si belle action lui vaudrait le bâton de maréchal de France, le présenta un jour au roi, en disant : « Sire, voilà un pauvre aveugle qui aurait besoin d'un bâton. »

Louis XIV ne répondit rien à ce mot si heureux et si bien placé, et ce cruel silence porta à ce brave général un coup dont il ne se releva pas.

Que le médecin n'oublie jamais non plus que sa physionomie est toujours et tacitement consultée par les malades. Il est des praticiens assez heureux pour avoir de ces physionomies qu'on aime d'abord, parce qu'elles répondent à toutes les sympathies bienveillantes de l'âme. Saint-Evremond appelait le médecin Sylvestre, qui lui donnait des soins à Londres, le docteur *aux regards salutaires.*

Mais si cet heureux don n'est pas accordé à tous, du moins doit on s'attacher à posséder cette douce gaieté qui plaît et attire, comme dit Reveillé Parise.

Voyez ce que raconte à ce sujet Sanchez, célèbre médecin portugais : « Mon maître, le docteur Pinho, médecin de la ville de Guarda, était doué d'une foule d'avantages. J'ai été son disciple pendant deux ans, et j'ai observé que dans le mois où il faisait son service à l'hôpital de la Miséricorde de cette ville, il y avait une bien plus grande quantité de malades qui sortaient guéris, que dans le mois suivant, où l'autre médecin était de service, quoique ce médecin fût très-instruit. Je me souviens que lorsque mon maître entrait dans la salle des malades, tous levaient la tête avec empressement pour le voir, tous avaient la gaieté, la satisfaction peinte sur le visage. » — Il faut souvent, en effet, gagner le cœur pour être maître de l'esprit. — *Hæ tibi erunt artes,* dirons-nous à la jeunesse médicale.

Mais quand, après tout, la plaie morale est au-dessus des ressources du médecin, Dieu seul est l'infaillible médecin, car il n'appartient pas à l'habileté des hommes d'égaler les œuvres divines. « Tu es un grand médecin, disait à Cabanis Mirabeau sur son lit de mort ; mais il est un plus grand médecin que toi : l'auteur du vent qui renverse tout, de l'eau qui pénètre et féconde tout, du feu qui vivifie et décompose tout. » Alors, qu'il rappelle à ces pauvres malades qui implorent vainement les secours de son art, cette belle pensée d'une femme pieuse et malheureuse :

« Les eaux de l'affliction sont comme celles de la mer, elles perdent leur amertume en s'élevant vers le ciel. »

C'est effectivement à cette heure suprême où l'âme en présence de sa nature immortelle n'a plus rien à attendre des secours de la science que le médecin à la hauteur de sa haute et sublime mission soutiendra cet élan intérieur qui pousse l'homme vers Dieu, et qui l'anime à cette pensée de respect et d'amour qu'il doit à son créateur. Car c'est surtout alors que, suivant ces admirables paroles de Bossuet, *il éprouve le besoin d'un cœur qui se penche vers un autre pour y verser un secret.*

Mais de quelle prudence, de quelle sagacité ne doit pas être doué le médecin pour saisir à ce moment solennel l'indication véritable. Car dans la pathologie morale, les signes pathognomoniques ou certains sont aussi rares que dans la pathologie matérielle. Que de caractères opposés! Que de formes variées de l'intelligence et de la sensibilité! Pour les uns la résignation est un sentiment si profond, si vrai, qu'elle semble ne rien leur coûter. — On dirait qu'ils aspirent à se reposer de la vie comme d'un travail que leurs forces ne sont plus en état de prolonger.

« Allons, mon âme, disait Descartes aux approches de la mort, il y a longtemps que tu es captive, voici l'heure de sortir de prison; il faut souffrir la séparation de ton corps avec courage et énergie. »

D'autres, au contraire, sentent vivement, mais ils s'imposent une sérénité apparente; ils ont un regard calme et résigné, ils ont acquis, il est vrai, l'art de commander à la douleur, mais ils *avalent leurs larmes*, suivant une expression vulgaire et qui, au fond, n'en est pas moins profondément vraie. Or comment pénétrer de tels esprits, comment toucher la corde sensible qui fera sortir du fond du cœur tout ce qu'il y a d'inquiétude et d'angoisse déguisé sous un sourire affecté, si l'on n'a fait une étude profonde de la médecine morale.

Dubreuil, le maître de Cabanis, était, à ce que nous dit ce dernier, un de ces rares et profonds anatomistes de la pensée, auxquels rien n'échappe de ce qui est caché dans les derniers replis de la conscience de leurs malades. C'était un homme qui réunissait à toutes les lumières de son art la plus haute philosophie et l'esprit d'observation le plus exact. Mais sa gloire, comme celle de Bourdois de la Motte, n'existe que dans le souvenir des hommes qui l'ont connu, et des malades qui doivent la vie à ses soins, comme l'a dit Cabanis.

Il n'en sera pas de même d'un médecin qu'on proposera toujours pour modèle à ceux qui s'occupent de la médecine du cœur, de Récamier, qui a porté si loin le talent de l'observateur et la séduction du dévouement. Homme excellent et rare, ton éloge déjà tant de fois répété ne fera jamais connaître qu'imparfaitement et la finesse si remarquable de ton esprit, et l'exquise délicatesse de ton jugement, et, ce qui vaut mieux encore, la bonté de ton cœur et la probité sévère de ton caractère. Le privilége de l'inspiration médicale te fut donné. Soit que, comme anatomiste, tu concoures avec Bichat à ce développement rapide de l'anatomie pathologique qui est un des principaux titres de gloire de l'école de Paris; soit que, comme chirurgien, tu étonnes par la précision de ton diagnostic et par la hardiesse de tes opérations; soit que, comme médecin, ton coup-d'œil d'aigle et ta prompte détermination forcent l'admiration de Marjolin, Guersent, Andral, Cruveilhier; soit que, comme homme, tu sois universellement respecté et par l'indépendance de tes actes et par la sincérité de tes convictions; soit que, comme chrétien enfin, tu sois doué de cette foi qui transporte les montagnes, ainsi que l'a dit le docteur Gibert, partout tu agrandis la sphère des indications médicales, partout ton enthousiasme et ta fécondité originale semblent subjuguer tes élèves, tes collègues et cette foule de jeunes praticiens qui se pressaient auprès de toi autour des lits des malades, partout on te trouve occupé à faire descendre sur le pauvre les faveurs du riche, de même qu'à faire remonter vers le riche la reconnaissance et les bénédictions du pauvre, car nul plus que toi n'avait pris à cœur cette belle maxime de Boërhaave : *Mes meilleurs malades sont les pauvres parce que Dieu est chargé de me payer pour eux.* Cœur excellent, ami dévoué, pouvait-on parler de la médecine morale, sans commencer et sans finir par ton nom! Oh! qui de nous ne s'associe à l'enthousiasme du docteur Tilt, ce juge si compétent, quand il te considère comme une des gloires de l'humanité, comme un de ces beaux caractères qui, à de rares intervalles, brillent dans l'histoire de la médecine, et imposent au monde le respect de notre profession, car, ainsi qu'on l'a dit avec raison, *les justes éloges sont un parfum qu'on réserve pour embaumer les morts.*

FIN.

TABLE.

Pages.

Pages.

FIN DE LA TABLE.

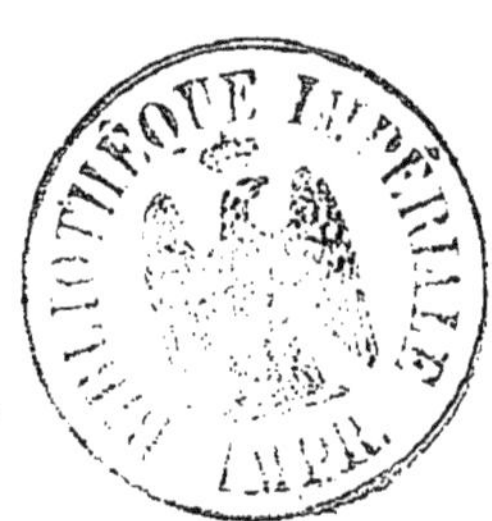

Nantes, imp. Vincent Forest et Emile Grimaud, place du Commerce, 1.

LIBRAIRIE MÉDICALE DE GERMER BAILLIÈRE.

OUVRAGES DU MÊME AUTEUR.

De l'importance des indications curatives et de l'emploi du Musc dans la pneumonie. (Ouvrage couronné, 1839.)

Etudes sur la Gastrite, couronnées par la Société Médicale de Tours, Mai 1840.

Du régime alimentaire dans les affections aiguës et chroniques de l'estomac. (Ouvrage couronné par la Société Médicale de Lyon, Août 1844.)

Eloge de Récamier, 1853.

Mémoire sur une épidémie de Fièvres typhoïdes à l'Hôtel-Dieu de Nantes, pendant les mois de Novembre et Décembre 1836, et Janvier 1837.

Lettres sur le Magnétisme, Nantes 1837.

Aperçu statistique sur la durée comparée de la vie dans les deux sexes, Nantes 1837.

Des réputations médicales, Nantes 1838.

Des Institutions de bienfaisance et de secours mutuels. (Nantes, *Annales de la Société Académique, 1838.* Paris, *Gazette Médicale.*)

Mémoire sur le délire nerveux et sur son traitement par l'opium et les affusions. (*Bulletin de Thérapeutique, 1840.*)

Du vomissement nerveux. (*Bulletin de Thérapeutique, 1849.*)

Réfutation de la Philosophie du Socialisme du docteur Guépin, 1850.

Etudes sur l'intelligence humaine et la sensibilité animale, 1853.

Lettre sur la contagion du Choléra. (*Bulletin de l'Académie Impériale de Médecine*, *Revue Médicale* et *Gazette Médicale.*)

Influence de la Chloro-anémie sur la surexcitation nerveuse, sous le double rapport du diagnostic et du traitement. (Concours du Prix Civrieux, 1860. — Mention honorable.)

Nantes, imp. Vincent Forest et Emile Grimaud, place du Commerce, 1.

www.ingramcontent.com/pod-product-compliance
Ingram Content Group UK Ltd.
Pitfield, Milton Keynes, MK11 3LW, UK
UKHW020112200726
13856UKWH00002B/508

9 782011 765338